W9-ASC-603

170

CONSEJOS

PARA VIVIR BIEN CON

DIABETES

170

CONSEJOS

PARA VIVIR BIEN CON

DIABETES

American Diabetes Association

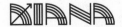

Título original: *What to expect when you have diabetes*

Diseño de portada: Ramón Navarro
Traducido por: José Ruiz Millán
Diseño de interiores: Mónica Díaz Robles

© American Diabetes Association
Copyright © 2016, Skyhorse Publishing, Inc.
Publicado por acuerdo con Skyhorse Publishing, Inc.

Derechos reservados

© 2017, Editorial Planeta Mexicana, S.A. de C.V.
Bajo el sello editorial DIANA M.R.
Avenida Presidente Masarik núm. 111, Piso 2
Colonia Polanco V Sección
Delegación Miguel Hidalgo
C.P. 11560, Ciudad de México
www.planetadelibros.com.mx

Primera edición impresa en México: octubre de 2017
ISBN: 978-607-07-4393-1

No se permite la reproducción total o parcial de este libro ni su incorpo-
ración a un sistema informático, ni su transmisión en cualquier forma o
por cualquier medio, sea éste electrónico, mecánico, por fotocopia, por
grabación u otros métodos, sin el permiso previo y por escrito de los
titulares del *copyright*.

La infracción de los derechos mencionados puede ser constitutiva de
delito contra la propiedad intelectual (Arts. 229 y siguientes de la Ley
Federal de Derechos de Autor y Arts. 424 y siguientes del Código Penal).

Si necesita fotocopiar o escanear algún fragmento de esta obra diríjase
al CeMPro (Centro Mexicano de Protección y Fomento de los Derechos
de Autor, http://www.cempro.org.mx).

Impreso en los talleres de EDAMSA Impresiones, S.A. de C.V.
Av. Hidalgo núm 111, Col. Fracc. San Nicolás Tolentino, Ciudad de México
Impreso y hecho en México - *Printed and made in Mexico*

R0451484811

En el mundo viven más de 400 millones de personas con diabetes, en México se estima que hay alrededor de 10 millones de niños, adolescentes y adultos con esta enfermedad.

En este contexto y en medio de la era digital, se vuelve fundamental para las personas con diabetes, sus familias y la sociedad misma, contar con información confiable, actualizada y oportuna. La obra *170 consejos para vivir bien con diabetes* logra, de manera perfecta, entregar al lector elementos muy claros para prevenir y atender la diabetes en el día a día de las personas, incluyendo las posibles complicaciones de la enfermedad.

Como profesional de la nutrición y la salud pública aprecio mucho que en este libro, además de entregar consejos de forma muy ilustrativa y responsable, se enfatice la importancia de llevar una alimentación saludable y realizar actividad física, además de invitar firmemente a las personas con diabetes a que acudan al médico y al nutriólogo, para garantizar un adecuado control de la enfermedad y con ello calidad de vida.

Anabel Fiorella Espinosa De Candido,
licenciada en Nutrición, maestra en Salud Pública
e investigadora en Salud alimentaria en
El Poder del Consumidor A.C.

Índice

Los altibajos del azúcar en la sangre

Vivir bien. Dietas y nutrición

Azúcar

Grasa

Salir a cenar

General

Vivir bien. Problemas del corazón

Vivir bien. Controla tu peso y ejercítate

Ejercicio

Medicamentos

Diabetes y tratamientos alternativos

Diabetes y medicamentos para otras condiciones

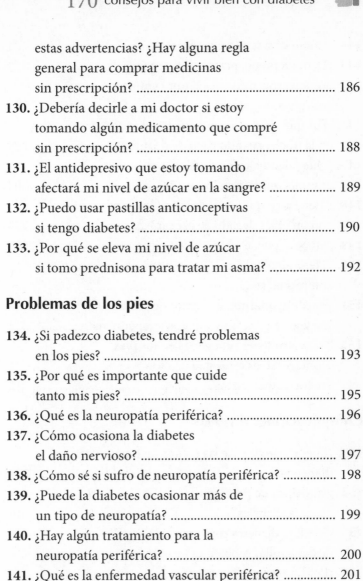

Problemas de los pies

Complicaciones diversas

Diabetes y embarazo

Consejos básicos de prevención

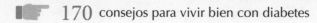

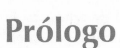

Prólogo

Estamos en medio de una epidemia global. Según la Organización Mundial de la Salud, en 2014 alrededor de 347 millones de personas en el mundo sufrían de diabetes. En 2015 eran 415 millones de adultos con esta enfermedad. Esta epidemia está creciendo a una velocidad alarmante. Tanto si tienes diabetes como si eres médico especialista a cargo de una persona diabética, este libro te ayudará a entender qué es esta enfermedad y cómo lidiar con los problemas que puede crear. Escrito de una manera clara y en un formato de pregunta y respuesta, este libro pone al alcance de tus manos información valiosa sobre este padecimiento.

La diabetes es una enfermedad crónica que afecta cómo una persona produce y responde a la insulina, una hormona clave que desbloquea las células de tu cuerpo para permitirle al azúcar entrar y brindar energía. Si las células se vuelven resistentes a la insulina o si no la producimos en cantidad suficiente, nuestro cuerpo no funcionará correctamente. Las personas con diabetes tipo 2 no suelen presentar síntomas a menos que su nivel de azúcar esté dos veces por arriba de lo normal y, aun así, los síntomas son sutiles y hasta comunes en personas que no la padecen: fatiga, irritabilidad o despertar en la noche con una gran necesidad de orinar. Sin el tratamiento adecuado, un nivel elevado de azúcar en la sangre puede causar enfermedad vascular periférica, daños en los nervios de pies y piernas, deterioro de la vista, insuficiencia renal y enfermedades cardiacas. Por ende, para evitar complicaciones, la diabetes debe ser tratada y cuidada. Pretender atenderla sólo cuando los síntomas ya aparecieron podría ocasionar alguna discapacidad.

Hay varios tipos de diabetes. El tipo 1 ocurre cuando el cuerpo ataca y destruye las células en el páncreas que producen insulina, suele presentarse en las personas jóvenes y las obliga a ser inyectadas diariamente con esta sustancia para poder controlar sus niveles de azúcar.

La diabetes tipo 2 se desarrolla gradualmente y, aunque suele afectar a personas adultas, cada vez es más frecuente entre los jóvenes. Es la forma más común de la enfermedad. Empieza cuando el cuerpo se vuelve resistente a la insulina y reduce su habilidad de regular los niveles de azúcar en la sangre. Con el paso del tiempo esto ocasiona niveles de azúcar elevados que, de no ser atendidos, podrían generar serios problemas de salud.

Este libro está enfocado en la diabetes tipo 2, principalmente porque el 95% de las personas que sufren esa enfermedad tienen este tipo. El tipo 1 es más raro pero, con algunas excepciones, la mayoría de los tratamientos y el cambio de estilo de vida pueden ayudar en ambos casos.

La diabetes gestacional es otro tipo de esta enfermedad, que afecta a entre el cuatro y el nueve por ciento de las mujeres embarazadas. Aunque suele desaparecer al concluir este periodo, quienes la padecieron pueden tener un mayor riesgo de desarrollar diabetes posteriormente.

¿Qué deberías hacer si tienes diabetes? El conocimiento es tu mejor defensa. Habla con tu doctor, enfermera o educador. Ellos pueden ayudarte a controlar la glucosa en la sangre, así como la presión arterial y los lípidos sanguíneos. Además, te enseñarán a tener cuidados preventivos con tus ojos, riñones y pies, y a mantener un estilo de vida saludable a través de una dieta y actividad física adecuadas.

Finalmente, tengo un mensaje para ti: cuídate. Aprende tanto como puedas sobre la diabetes, conoce cómo te sientes y por qué, y qué esperar de ello. Aprende a reconocer los cambios. Prueba nuevas recetas. Camina más. Vive tu vida al máximo tomando decisiones saludables. No tengas miedo a hacer preguntas y sé miembro activo de tu equipo de cuidado médico. Es tu diabetes, es tu vida y todos estamos aquí para ayudarte.

Doctor John Buse,
presidente de Ciencia y Medicina en la
American Diabetes Association

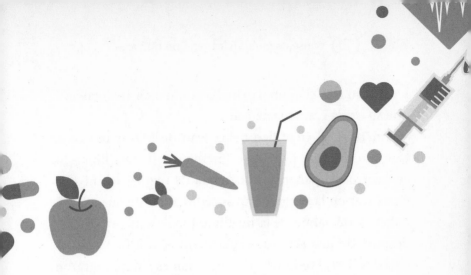

Ahora que tienes diabetes

1

¿La diabetes es una enfermedad nueva?

No. Fue identificada por primera vez hace dos mil años por Aretaeus de Capadocia, un médico griego. Sin embargo, no fue sino hasta 1869 cuando Paul Langerhans la describió como pequeñas islas (islotes) en el páncreas, aunque tampoco reconoció la función de este órgano para regular los niveles de azúcar en la sangre. En 1889, el científico alemán Oskar Minkowski descubrió una conexión fundamental entre el páncreas y la diabetes. Su experimento consistió en extraer el páncreas a un perro, y observó que el animal orinaba con mayor frecuencia y que su orina contenía azúcar.

En 1909, el científico belga Jean de Meyer utilizó el término *insulina* para describir una sustancia hipotética dentro del páncreas encargada de regular los niveles de azúcar en la sangre, esto sucedió antes de que se descubriera oficialmente la insulina. Finalmente, en 1921 y después de una serie de experimentos, J. J. R. Macleod, Charles Best, Frederick Banting y James Collip lograron purificar la insulina y aplicarla exitosamente a un paciente con diabetes. Este descubrimiento salvó a muchas personas de morir a causa de un coma provocado por altos niveles de azúcar. Aunque la diabetes ha estado presente desde hace mucho tiempo, aún necesitamos nuevos y mejores tratamientos.

2

¿Qué significa el término *diabetes mellitus?*

Las palabras *diabetes* y *mellitus* tienen dos historias y significados diferentes. El vocablo *diabetes* suele atribuírsele al médico griego Aretaeus, que vivió en el año 200 a. C., y significa «extraer o fluir a través de», esto se relaciona específicamente con una enfermedad en la cual el agua que una persona ingiere fluye rápidamente a través del cuerpo. No fue sino hasta finales del siglo XVIII cuando el término *mellitus* se agregó al diagnóstico de la diabetes. El inglés John Rollo y el alemán Johann Peter Frank usaron en la literatura médica esta palabra, que significa «dulce como la miel», para describir la dulzura de la orina. Literalmente, *diabetes mellitus* es la condición en la que un paciente bebe mucha agua y orina con frecuencia; además, la orina es dulce porque contiene azúcar.

3

¿Puede alguien más contagiarme de diabetes?

No. La diabetes no es como una gripa o un resfriado, nadie puede contagiarte, aunque lo beses. Hay muchos tipos de diabetes, pero ninguno es infeccioso o contagioso. La mayoría de los casos de diabetes se da por una tendencia genética que te vuelve propenso a contraer la enfermedad. Si heredaste este gen, puedes desarrollar diabetes tipo 1 al exponerte a un elemento desconocido en el medioambiente; este factor activa el inicio del padecimiento. La diabetes tipo 2 puede desarrollarse si, además del gen mencionado, subes de peso y no te ejercitas con frecuencia. También hay otras causas mucho menos comunes, como la ingesta frecuente y excesiva de alcohol o tener demasiado hierro en la sangre. Aunque existen diversos factores que pueden provocar diabetes, que alguien más te contagie no es una posibilidad.

4

¿Hay alguna época del año en la cual sea más fácil que me dé diabetes?

Sí y no. Se han efectuado varios estudios para tratar de determinar cuándo la gente es más propensa a desarrollarla. La diabetes tipo 1, conocida anteriormente como *diabetes insulinodependiente*, suele presentarse en personas menores de 30 años. Es más probable que desarrolles diabetes tipo 1 en el otoño, cuando ocurre la mayor cantidad de infecciones virales (varicela, influenza o paperas). Algunos expertos creen que la alta incidencia de diabetes tipo 1 durante los meses otoñales significa que ésta puede ser activada por algún virus que cause infección; sin embargo, no ha sido comprobado. La diabetes tipo 2 aparece gradualmente y no se ha ligado a una época específica del año.

5

¿Comer azúcar en exceso puede causar diabetes?

No. Aunque ha sido llamada *diabetes azucarada* por muchos años, comer azúcar no la ocasiona. La diabetes tipo 1 sucede cuando tu sistema inmune destruye las células beta que producen insulina en el páncreas. Los factores que la provocan son los autoanticuerpos, la leche de vaca, la genética y los radicales libres de oxígeno. La diabetes tipo 1 probablemente es activada por alguno de estos agentes en el medioambiente y en las personas que tienen el gen que desarrolla la enfermedad. La diabetes tipo 2 es el resultado de una combinación de circunstancias, incluyendo la genética y la calidad de vida. Sin embargo, comer azúcar, aunque puede provocar el aumento de peso, por sí sola no es una causante de diabetes.

6

¿Es la diabetes una enfermedad peligrosa?

Sí. Las estadísticas han demostrado que causa mucho sufrimiento y ausentismo laboral. Es la principal causa de insuficiencia renal y la séptima causa de muerte en Estados Unidos de América. Cada año, entre 15 000 y 30 000 personas en EUA pierden la vista debido a la diabetes y 160 000 mueren a causa de la enfermedad. En los últimos 20 años, la diabetes ha causado más muertes que todas las guerras en el mundo durante el siglo XX. Desafortunadamente, la situación está empeorando, el número de personas con diabetes va en aumento. Es trabajo de todos hacer nuestro mejor esfuerzo para prevenir y tratar esta enfermedad alrededor del mundo.

7

¿Puedo ignorar los riesgos de complicaciones diabéticas porque pensar en ellas me asusta?

No. Entrar en acción en el momento indicado puede prevenir las complicaciones ocasionadas por la diabetes. Hay investigaciones que comprueban que cambiar tu alimentación, realizar actividad física y tomar medicamentos para que tu nivel de azúcar en la sangre esté lo más cercano al promedio pueden ayudarte a evitar o a retrasar cualquier complicación.

Es muy común que la gente le tema a la vejez o a las incapacidades, tengan diabetes o no. Todos queremos vivir bien cada día de nuestra vida, queremos ser funcionales e independientes, pero ignorar los efectos negativos de la diabetes no hará que éstos desaparezcan. Lo que debes hacer es tomar el control y cambiar el resultado, lo cual te dará la tranquilidad que anhelas para vivir tu vida sin miedo. ¡Conocer los efectos de las complicaciones diabéticas en tu cuerpo puede darte el poder que necesitarás en un futuro!

8

¿Qué tan cerca estamos de encontrar una cura para la diabetes?

Todo depende de tu definición de *cura*. La diabetes no es en realidad una sola enfermedad, tiene muchas causas y, por ende, muchas curas. En los últimos años se han logrado avances en la prevención y tratamiento, algo que resulta de suma importancia hasta que se encuentre una cura, que seguramente involucrará el reemplazo de las células del páncreas encargadas de producir insulina.

El azúcar en la sangre puede ser controlada de una mejor manera insertando una bomba de insulina a control remoto, activada automáticamente por un sensor de glucosa. Esta bomba ya ha sido desarrollada y probada en más de 400 personas alrededor del mundo. Los sensores de glucosa están siendo perfeccionados y pronto podrían estar disponibles para todos.

9

¿Cómo sé si tengo diabetes tipo 1, tipo 2 o de algún otro tipo?

En la diabetes tipo 1 el cuerpo deja de producir insulina, y suele aparecer antes, durante o poco después de la adolescencia, aunque en realidad no hay una edad límite. La gente con diabetes tipo 1 necesita insulina por el resto de su vida, ya que es fundamental para la absorción y almacenamiento de nutrientes. Estas personas suelen ser delgadas y ante la ausencia de insulina podrían entrar en un coma diabético en uno o dos días. En el pasado esta enfermedad era conocida como *diabetes mellitus insulinodependiente* (DMI); actualmente, el nombre correcto es *diabetes tipo 1.*

Los pacientes con diabetes tipo 2 tienen suficiente insulina al inicio de la enfermedad, pero su cuerpo no es capaz de usarla de forma correcta para disminuir los niveles de azúcar en la sangre, en otras palabras, son resistentes a la insulina. La mayoría de las personas diagnosticadas con diabetes tipo 2 sufren sobrepeso y tienen más de 30 años; a veces, estos pacientes pueden controlar sus niveles de azúcar siguiendo una dieta personalizada y ejercitándose, aunque también pueden recurrir a medicamentos orales. Después de varios años, y con el empeoramiento de la enfermedad, estas personas también necesitan insulina. En el pasado, este padecimiento era conocido como *diabetes mellitus no insulinodependiente* (DMNI), pero el término correcto es *diabetes tipo 2.*

10

¿Debo decirle a mi jefe y compañeros de trabajo que tengo diabetes?

Contarle a alguien acerca de tu enfermedad o no depende cien por ciento de ti. Tus compañeros no son responsables de cuidarte, pero quizá descubras que se preocupan por ti y harán todo lo posible por ayudarte a mantenerte saludable. Lo que sí es una obligación para ti y tus compañeros es tener un espacio de trabajo seguro. Es importante que tengas un plan en mente para emergencias, en caso de que tengas una disminución severa de los niveles de azúcar o en caso de que debas faltar a trabajar. La mayoría de las personas se sienten más tranquilas lidiando con una emergencia cuando saben qué hacer y entienden lo que está sucediendo. Tu enfermedad no tiene que ser un tema de conversación recurrente y quizás hasta puedas sentirte incómodo dejando que alguien esté a cargo de tu seguridad, por lo cual es una decisión personal que deberás meditar, aunque tal vez te des cuenta de que tu vida es más fácil si dejas que alguien más te apoye y ayude.

11

¿Qué es un equipo de cuidado médico y cómo puedo tener uno?

Además de tu doctor de cabecera, enfermera o asistente médico, necesitas un profesional que pueda ayudarte a superar los desafíos diarios que enfrentarás al vivir con diabetes. Un educador certificado en diabetes es un profesional médico que ha sido preparado específicamente para entender y atender la enfermedad; esta persona puede ser una enfermera, un nutriólogo, un farmacéutico u otro doctor.

Puedes encontrar un especialista cerca de donde vives visitando: *www.coned.org.mx* o escribiendo al Consejo Nacional de Educadores en Diabetes a contacto@coned.org.mx. Te pedirán tu código postal para así ayudarte a encontrar uno; si no pueden localizarlo, quizá te pongan en contacto con una enfermera o un nutriólogo que pueda apoyarte. Tu médico también puede recomendarte a un especialista en diabetes.

Si es posible, busca un programa educativo que ofrezca clases individuales o grupales. La Asociación Mexicana de Diabetes (AMD) tiene una lista de programas cerca de tu área. Llama al 01(55) 5516 8700 para obtener información. Si no hay un centro de diabetes cerca de ti, llama al hospital más cercano y pregunta acerca de los programas de educación que tengan o si hay algún educador certificado trabajando con ellos.

12

¿Qué tan seguido debo visitar a mi doctor para mantenerme saludable?

Depende de varios factores: 1) hace cuánto tiempo te diagnosticaron, 2) tu habilidad para llevar a cabo tu tratamiento efectivamente y mantener así un buen control de tus niveles de azúcar en la sangre y 3) si tienes alguna complicación diabética o cualquier otro problema médico que pueda interferir con el manejo de tu padecimiento.

Como mínimo, todos los pacientes con diabetes deberían visitar a su doctor dos veces al año. Una parte fundamental de cada consulta es que encuentres la motivación necesaria para seguir obteniendo resultados positivos. También deberías hacerte una prueba de A1C (ver glosario) cada seis meses para medir tus niveles promedio de azúcar en un periodo de dos a tres meses. Si ya estás tomando insulina, deberías hacerte esta prueba cada tres meses para monitorear y controlar tus niveles.

Además, cada paciente con diabetes debería tener alguien a quién contactar en cualquier momento para discutir aquellos problemas que puedan surgir, como un incremento inexplicable en los niveles de azúcar en la sangre o cualquier enfermedad. Esta persona no tiene que ser un médico, puede ser un educador de diabetes, un nutriólogo o una enfermera.

13

¿Hay alguna lista de pruebas y actividades que deba hacer para mantenerme saludable?

Sí. La American Diabetes Association (Asociación Americana de Diabetes, ADA por sus siglas en inglés) publica los «Estándares de cuidado médico para pacientes con diabetes mellitus», en donde se proporcionan lineamientos específicos para que los profesionales médicos traten la diabetes y eviten complicaciones. Nosotros recomendamos una lista parecida para que los pacientes tengan en mente lo que deben hacer (ver tabla en la página siguiente). Algunas pruebas deben hacerse cada tres meses y otras anualmente. Por ejemplo, tu visión debería ser revisada por un oftalmólogo una vez al año; lo mismo se aplica para la prueba de microalbuminuria (pequeñas cantidades de proteína) en tu orina. Con esto, tu doctor puede detectar problemas de vista o riñón y empezar un tratamiento oportuno. Si prefieres, crea tu propia hoja de control, asiste a todas tus citas y comparte los resultados con tu equipo de cuidado. Habla con ellos en torno a qué pruebas debes hacerte y cuándo.

Lista de cuidado personal

Actividades	Frecuencia	Próxima fecha
Revisión de los niveles de azúcar en la sangre (mi meta en la prueba A1C _____)	Trimestral	
Revisión de presión arterial	Trimestral	
Oftalmología: examen de dilatación para detectar glaucoma y cataratas	Anual	
Vacuna contra la gripe (Pneumovax)	Anual	
Riñón: prueba de albuminuria BUN (nitrógeno ureico en la sangre) /creatinina	Anual	
Neuropatía / pies: llevar a cabo una prueba exhaustiva en los pies (revisar diariamente los pies y piernas buscando llagas, callos, raspaduras y cortaduras)	Anual	
Cardiovascular: revisar la presión arterial y hacerse un electrocardiograma Prueba de lípidos (en ayunas)	Trimestral En la evaluación médica inicial y periódicamente después de esto	
Hipoglucemia / hiperglucemia: revisar el plan de control y, si está prescrito, tener siempre glucagón a la mano	Mensual	
Educación diabética	Revisión inicial en el momento del diagnóstico y después anualmente	
Hospitalizaciones (enlistar razones)		

14

¿Cómo puedo saber si mi programa de diabetes está siendo exitoso?

Mantén un control de tu diabetes tan meticuloso como el de tu cuenta bancaria, es decir, conoce siempre el saldo; en el caso de la diabetes, éste es la suma de:

- Tus niveles de azúcar
- Tu peso diario
- Tu presión arterial
- La cantidad de ejercicio que haces
- Cómo te sientes.

Si en cada uno de los puntos estás alcanzando tu meta, estarás bien.

Mantén un registro diario de tus niveles de azúcar y tu peso. La presión arterial la puedes medir en casa o en la mayoría de las farmacias. Ten metas diarias de ejercicio y cúmplelas. Cuando monitoreas tu salud diariamente avanzas un paso más hacia el éxito.

Ejemplo de un registro diario de cuidado personal

Fecha	Peso	Presión arterial	Nivel promedio de glucosa	¿Cómo me siento?	Ejercicio
1 de junio	68 kg	122 / 80	102	Bien	Sí
2 de junio	68.5 kg	120 / 75	111	Bien	No
3 de junio	67.6 kg	115 / 80	98	Más o menos	Sí

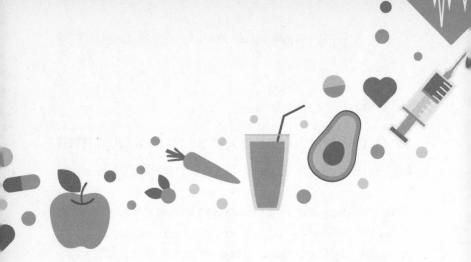

Los altibajos del azúcar en la sangre

15

¿Cuáles son los síntomas de un nivel de azúcar elevado?

Pueden variar de persona a persona o incluso en el día a día de una misma persona. Sin embargo, hay algunos síntomas comunes:

1. Sentirse más hambriento o sediento de lo normal.
2. Tener que ir al baño con mayor frecuencia.
3. Levantarse varias veces por la noche para ir al baño.
4. Sentirse cansado, adormilado o como si no se tuviera energía.

5. No poder ver con claridad o percibir halos al mirar directamente a la luz.

Si tienes alguno de estos síntomas, revisa tus niveles de glucosa cuanto antes. No te administres una dosis adicional de insulina a menos que estés seguro de que se deban a un nivel de azúcar elevado, ya que hay otras condiciones que pueden causar síntomas parecidos.

16

¿Cuánto daño le hace a mi cuerpo un nivel elevado de azúcar en la sangre?

Puede causar, a la larga, daños severos en las venas y nervios. Esto puede ocasionar un mal flujo sanguíneo en tus pies, piernas, brazos y órganos vitales. Una mala circulación en estas zonas aumenta el riesgo de infecciones, problemas cardiacos, derrames cerebrales, ceguera, amputaciones de pies o piernas y enfermedades renales. Además, puedes perder la sensibilidad o sufrir dolor crónico en pies y piernas. Incluso una leve lesión puede dañar tus pies sin que te des cuenta. Finalmente, el daño a venas y nervios puede acarrear problemas sexuales difíciles de tratar. Por todas estas razones debes hacer un esfuerzo consciente para mantener normales los niveles de azúcar en tu cuerpo.

17

¿Cuál es el nivel de azúcar sugerido si tengo diabetes?

Intenta mantener tus niveles lo más cercano que puedas a lo normal sin caer en episodios de azúcar baja. Los objetivos de la ADA están señalados en la tabla presentada a continuación. Están basados en estudios en los que se examinaron los efectos de niveles de azúcar normales en los índices de complicaciones diabéticas. Si te encuentras fuera de estas cifras con frecuencia o tienes niveles demasiado bajos, platica con tu equipo de cuidado médico y considera cambiar de tratamiento.

Niveles de azúcar meta en personas con diabetes
(miligramos por decilitro)

	Niveles no diabéticos	Metas de nivel	Acción necesaria
Niveles de azúcar antes de comer	<100	70-130	<70 o >200
Niveles de azúcar después de comer	<180 de 1 a 2 horas después de comer	180	<100 o >180
A1C (niveles de hemoglobina)	<6%	<7% (establece una meta más específica con tu especialista en diabetes)	8%
< significa *menor que*		> significa *mayor que*	

18

¿Debería preocuparme por controlar la glucosa si tengo diabetes tipo 2?

Sí, pero no de manera tan estricta. Si te diagnosticaron diabetes a una mayor edad, obtendrás menos beneficios al conseguir un control de glucosa excelente. Los beneficios de mantener un control estricto de tus niveles de glucosa dependen de tu edad y situación. Tú y tu equipo de cuidado médico deben examinar los riesgos antes de decidir tu meta en los estudios de A1C (para saber más respecto de A1C consulta el glosario y la tabla de la página anterior, referente a los niveles de azúcar meta de esta prueba).

La Asociación de Salud para Veteranos en Estados Unidos desarrolló una serie de guías específicas según la edad en la que te diagnosticaron diabetes tipo 2. Estas metas se usan en todas las clínicas de salud para veteranos; por ejemplo, un paciente diagnosticado con diabetes tipo 2 durante la tercera edad puede tener una meta en su prueba A1C de 9%, mientras los pacientes de menor edad podrían encontrar mayores beneficios si establecen su meta en 7%. Si tienes alguna duda acerca de estas guías o cuál debería ser tu meta para la prueba A1C, habla con tu educador de diabetes.

19

¿Por qué debería esforzarme por mejorar mis niveles de azúcar en la sangre?

Tendrás más energía y una mejor calidad de vida cuando tus niveles se encuentren cercanos a los parámetros normales. Además, retrasarás o evitarás problemas en los ojos, los riñones y el sistema nervioso. Muchos doctores también creen que los problemas cardiacos, los derrames cerebrales o el endurecimiento de las arterias pueden retardarse con un buen control de los niveles de azúcar. Si no sufres de estas complicaciones diabéticas, vivirás una vida más larga y saludable.

20

¿Debería tomar vitaminas o minerales para mejorar mis niveles de azúcar?

No hay suficiente evidencia médica para poder recomendar la ingesta de suplementos vitamínicos o minerales y así mejorar los niveles de azúcar en la sangre. De vez en cuando algunos suplementos vitamínicos o minerales se ponen de moda, por ejemplo, el magnesio, el cromo, el zinc, el vanadio y el selenio han sido promovidos por algunas tiendas de alimentos saludables con la promesa de ayudar a regular los niveles de azúcar. Sin embargo, comer alimentos ricos en vitaminas y minerales, como frutas y verduras, sigue siendo la mejor manera de darle a tu cuerpo lo que necesita.

Además, te recomendamos ampliamente vacunarte contra la neumonía (dosis disponibles todo el año) y una vez al año contra la gripe (vacunas disponibles al inicio del otoño). Las vacunas pueden prevenir o reducir la gravedad de estas enfermedades que suelen ocasionar que los niveles de azúcar en la sangre se eleven. En la página 40 encontrarás más información acerca de las vacunas; antes de aplicarte una dosis consulta con tu equipo de cuidado médico.

21

¿Cómo afecta el alcohol a mis niveles de azúcar?

Interfiere directamente en la habilidad de tu cuerpo para producir azúcar, ocasionando niveles bajos en la sangre. Si no estás comiendo, no tomes alcohol. Si estás comiendo y tomando una cantidad moderada de alcohol, esto no debería provocar niveles bajos de azúcar. Las mujeres no deberían consumir más de una porción al día y los hombres no más de dos. Incluye las calorías del alcohol en tu plan alimentario; además, ten en cuenta que una bebida alcohólica suele ser equivalente a una porción de alcohol en un plan alimentario. Tu nutriólogo puede ayudarte en cualquier duda que tengas sobre este tema (la ADA cuenta con una lista de intercambio para casi 700 alimentos. Visita la sección «Elige tus alimentos: listas de intercambios para diabéticos» en su sitio de internet).

22

¿Por qué sufrir sobrepeso afecta mi capacidad de tener niveles de azúcar normales?

El sobrepeso crea una resistencia a la insulina, esto quiere decir que cualquier cantidad que genere tu cuerpo (o que te inyectes) tendrá una posibilidad menor de disminuir tus niveles de azúcar en la sangre. Esto ocasiona que conseguir y mantener un nivel de azúcar óptimo sea más complicado. Además, estar por encima de tu peso ideal puede elevar tu presión arterial, lo que te expone a problemas renales y derrames cerebrales. A menudo los niveles elevados de grasa en la sangre, que provocan enfermedades cardiacas, también son una consecuencia del sobrepeso. Si consideras todo esto, bajar de peso mejorará tus niveles de azúcar y tu salud.

23

¿Subiré de peso al bajar mis niveles de azúcar?

No necesariamente, sobre todo si mantienes un registro de lo que comes. Sin embargo, sí hay personas que suben de peso y las razones suelen ser muy complejas. Un factor importante es que ya no estás perdiendo grandes cantidades de calorías en forma de glucosa mediante tu orina, por lo cual tendrás que eliminar las calorías de tu dieta que antes perdías en la orina. No sabrás la cantidad exacta a menos que mantengas un registro meticuloso de tu peso y todo lo que comes. Si subes de peso, haz más ejercicio y come menos. Si bajar tu nivel de azúcar en la sangre ocasiona que tengas reacciones negativas, entonces la comida que ingieras para tratar estas reacciones puede causar un aumento de peso.

24

¿Puede mi salud dental afectar mis niveles de azúcar?

Las personas con diabetes suelen padecer periodontitis, algo que puede afectar los niveles de azúcar en la sangre. Es recomendable hacer una cita con tu odontólogo para que haga un examen profundo de tus encías; además, al menos dos veces al año es aconsejable hacerte una limpieza dental, pues la periodontitis suele ser más severa en personas con diabetes.

La periodontitis es ocasionada por la formación de placa debajo de los dientes después de la ingesta de alimentos; esta placa se endurece y se convierte en sarro, irrita las encías y poco a poco erosiona el hueso que mantiene a los dientes en su lugar, por eso la periodontitis puede ocasionar el uso de dentaduras. Un buen cuidado bucal diario evita la formación de sarro; lávate los dientes al menos dos veces al día con un cepillo dental de cerdas suaves y usa hilo dental, pues remueve la comida acumulada entre los dientes y el sarro de las encías.

25

¿Qué tan seguido debo visitar a mi médico para mantener bajo control mis niveles de azúcar?

Tras el diagnóstico inicial deberás visitar a tu médico semanalmente o cada dos semanas. La frecuencia con la que veas a tu doctor, nutriólogo o educador de diabetes dependerá de cuánto tiempo lleves lidiando con la enfermedad, de tu habilidad para ajustar tus medicamentos y de cualquier otra complicación diabética o problema que afecte cómo te enfrentas al padecimiento. Si es adecuado, quizá puedas hacer una visita a tu médico cada tres meses para alcanzar las metas establecidas.

Como mínimo deberías ver a tu doctor dos veces al año para que revise tus ojos y riñones, y te mantenga motivado para conservar estables tus niveles de azúcar. Además de tu doctor, es recomendable tener a alguien a quién contactar a cualquier hora del día para hablar de cualquier problema que pueda surgir, como una inexplicable elevación en tus niveles de azúcar o una enfermedad repentina. Esta persona puede ser un educador de diabetes, un nutriólogo o una enfermera.

26

¿En dónde puedo encontrar nueva información que me ayude a controlar mis niveles de azúcar?

Hay muchas maneras de encontrar información o productos que te ayuden a controlar tus niveles de azúcar en la sangre. Puedes llamar a la Asociación Mexicana de Diabetes (AMD) al (55) 5516 8700 y (55) 5516 8729 para encontrar la oficina más cercana a ti. Cuentan con información de nuevos productos o técnicas para tratar la enfermedad. También puedes suscribirte al blog de la AMD, visita *http://amdiabetes.org/blog-amd* para conocer otras publicaciones en torno a la diabetes.

También puedes acudir con educadores de diabetes, e incluso con nutriólogos o enfermeras, ya que suelen tener mucha información del tema y seguramente la compartirán contigo sin dudarlo. Si no tienes un nutriólogo o enfermera de cabecera, no dudes en pedirle a tu doctor que te contacte con un especialista o visita la página de la AMD para encontrar uno cerca de tu casa.

27

¿Por qué bostezo cuando mis niveles de azúcar bajan?

Esto se debe a que los niveles de azúcar bajos te hacen sentir cansado. Otros síntomas, además de bostezar, pueden ser sudar, sentirte hambriento, nervioso y agitado. Sin embargo, hay gente que no presenta ningún tipo de síntoma.

Otras personas experimentan síntomas menos comunes, como un cambio de personalidad que los vuelve mucho más hostiles y agresivos. Hay quienes sufren de ojos llorosos, se distraen fácilmente o llegan a sentirse confundidos. Es muy importante que conozcas tus síntomas para que tus amigos y familiares sepan cómo ayudarte en caso de emergencia.

28

¿Por qué siempre siento que se me baja el azúcar después de tener relaciones sexuales?

El sexo puede ser un ejercicio tan desgastante como correr o tomar clases de aeróbic; para evitar que los niveles de azúcar bajen debes comer algo justo antes de tener relaciones sexuales o poco después, así reemplazarás la glucosa que utilizas. Quizás hasta quieras revisar tus niveles de azúcar antes de tener sexo, aunque eso mate un poco el romance. También puede ser una buena idea comer un tentempié justo antes de irte a la cama.

29

¿Por qué ya no percibo las señales de advertencia cuando se me baja el azúcar?

Las señales de advertencia que suelen presentarse cuando los niveles de azúcar bajan pueden llegar a pasar inadvertidas en muchas personas que han lidiado con la diabetes por más de cinco años. A esta condición se le llama *desconocimiento de la hipoglucemia*. La sensación de hambre, sudor, ansiedad y el ritmo cardiaco elevado no son percibidos por el paciente, o en algunos casos, sólo el cansancio se hace presente. Las razones de por qué pasa esto son complejas, pero tienen que ver con la disminución en la producción de adrenalina cuando bajan los niveles de azúcar. Si sufres de este padecimiento quizá debas monitorear tus niveles de azúcar con mayor frecuencia, especialmente antes de manejar, para que no bajen de 100 mg/dl.

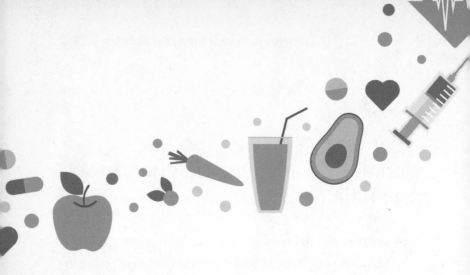

Vivir bien. Dietas y nutrición

30

¿Cómo puedo comer más saludablemente?

Pídele a tu doctor que te recomiende a un nutriólogo que diseñe un plan alimentario hecho a tu medida, en el cual tome en cuenta tus preferencias, lo que no te gusta y tus habilidades en la cocina. Sigue estos consejos:

- Come diario más frutas y verduras frescas.
- Come más hojas verdes, como espinaca, lechuga romana, berros y arúgula.
- Toma de seis a ocho vasos de agua al día.

- No te saltes el desayuno (prueba comer un poco de avena).
- Come un huevo. Es la comida perfecta.
- Ingiere un poco de grasa saludable: cocina con aceite de oliva y agrega nueces a tu avena.
- Deja de comer alimentos procesados, lee los ingredientes de lo que comes; el aceite parcialmente hidrogenado es una grasa dañina.
- Mide tus porciones con una taza o báscula.
- Usa especias o hierbas en lugar de sal y grasas.
- Compra un libro de recetas saludables.
- Deja de fumar para mejorar tus sentidos del gusto y olfato.

Piensa en toda la energía que te da la comida y lo que quieres hacer con esa energía. Participa en el baile de la vida.

31

He escuchado que debo comer cinco frutas y vegetales al día, ¿por qué?

Aumentar la cantidad de frutas y verduras que consumes en tu dieta diaria mejora tu salud y puede ayudarte a prevenir problemas cardiacos o incluso el cáncer. Las frutas y verduras son bajas en grasa, ricas en vitaminas A y C, y fibra. El estadounidense promedio sólo come una porción de frutas y dos de verduras al día, pero puedes encontrar la manera de incluir al menos cinco porciones en tus ensaladas, sopas, sándwiches, platos fuertes y colaciones.

Las frutas y verduras inciden en la diabetes de forma distinta. La fruta tiene 15 gramos de carbohidratos por porción y repercute en los niveles de azúcar casi de inmediato, los efectos pueden durar hasta dos horas. La cantidad que ocasiona que tu azúcar se eleve depende de si ingieres la fruta con el estómago vacío, de cómo la comas (cocinada, cruda, entera o en jugo) y de tus niveles de azúcar a la hora de comer. Revisa tu nivel de azúcar justo después de comer para saber qué efecto tienen en ti. Las verduras sin almidón contienen cinco gramos de carbohidratos por porción, pocas calorías y muchas vitaminas y minerales, que no afectan tus niveles de azúcar y mejoran tu salud. ¡A comer!

32

No tengo mucho tiempo para ir al supermercado y después cocinar. ¿Qué puedo hacer?

Aquí hay algunos consejos:

- Prepara todas tus comidas para la semana, usando como guía tu plan alimentario específico para la diabetes. Compra todo lo necesario en una sola ida al supermercado.
- Haz una lista de compras y muévete rápidamente por la tienda.
- Los alimentos rallados, cortados y precocidos pueden ahorrarte tiempo de preparación; por ejemplo, comprar brócoli precortado para tus ensaladas es una gran idea.
- Cocina una vez, sirve dos o tres veces. Usa lo que ya no te vayas a comer; por ejemplo, si vas a cocinar pasta para comer hoy, guarda un poco para usar en una ensalada fría mañana. Si vas a cocinar algo con carne, guarda un poco y úsalo para hacer tacos, sopa o algún otro guisado en la semana.
- Tómate unos minutos en la mañana para preparar la cena de la noche; cuando llegues cansado y sin tiempo, tendrás una recompensa esperándote en casa.
- Aprovecha el tiempo que tienes el fin de semana. Cocina grandes porciones y congela algunas para comerlas después.

33

¿Cómo puedo encontrar a un nutriólogo especializado?

Busca uno desde el momento en el que te diagnostiquen la diabetes, cuando el doctor cambie tu tratamiento, o dos veces al año para ajustar tu plan y metas alimentarias. Acude a tu nutriólogo si:

- Quieres tener un mejor control de la diabetes.
- Experimentas cambios en tu calidad de vida, horario, trabajo; si te casas o te embarazas.
- Tus necesidades nutricionales cambian continuamente, y esto también aplica para los niños.
- Cambiaste tu plan de ejercicio o tuviste algún cambio en tu medicación.
- Te sientes aburrido, frustrado o desmotivado con tu plan alimentario actual.
- Tienes aumentos o decrementos inexplicables en tu nivel de sangre.
- Estás preocupado por tu peso o nivel de grasa en la sangre.
- Desarrollaste problemas nutricionales, como presión arterial elevada y enfermedades renales.
- Estás considerando tener una cirugía bariátrica.

Te recomendamos contar con un nutriólogo en tu equipo de cuidado médico; si lo necesitas, pregúntale a tu doctor o en el hospital si conocen a alguien. Puedes llamar a las oficinas de la AMD al (55) 5516 8700 o a la Asociación Mexicana de Nutriología, A. C., al (55) 5485 5459. Muchos nutriólogos son, además, educadores de la diabetes y pueden tener una especialización en cuidado diabético.

34

¿Qué es un plan alimentario?

En pocas palabras, es tomarte el tiempo para pensar qué comerás antes de comerlo. A veces puedes planear tus alimentos diez minutos antes de tu comida o una semana antes. No importa cuándo lo hagas, un plan alimentario es importante para el tratamiento diabético y puede ayudarte a mantener bajo control tus niveles de azúcar.

Un plan puede ser desarrollado para estar en sintonía con tus gustos, horarios y estilo de vida. Te ayuda a controlar la cantidad de carbohidratos y calorías que ingieres en el día a día. Tener un plan alimentario es bueno si tienes diabetes tipo 1, pues puedes igualar tu dosis de insulina con la cantidad de carbohidratos que consumirás. En el caso de la diabetes tipo 2, controlar los carbohidratos que ingieres te ayudará a alcanzar tu meta de azúcar en la sangre.

35

Con facilidad me siento agobiado al tomar decisiones, ¿sería más fácil si planificara mis comidas?

Sí. Varios estudios han demostrado que las personas pueden tener beneficios a largo plazo planificando sus comidas o usando alimentos precocidos. Si estás iniciando una dieta, si te sientes estresado o si subes de peso repentinamente, esto podría ayudarte.

Tomar las decisiones alimentarias correctas puede ser difícil, pues al mismo tiempo estás intentando romper con los malos hábitos. Usar menús o comidas precocidas hace que la toma de decisiones sea más sencilla porque es posible elegir las opciones que mejor se adapten a tus necesidades.

Si de repente te encuentras pensando: «no puedo esperar a que termine esta dieta», es muy probable que caigas de nuevo en tus malos hábitos. Quizá descubras que necesitas menús preestablecidos para mantenerte motivado, sólo asegúrate de no complementar tus comidas con colaciones de alto contenido calórico. Si debes consumir sólo una malteada o una barra de proteína una o dos veces al día, quizá te sientas hambriento, satisface esta necesidad con verduras crudas o un poco de fruta.

36

La comida dietética, las frutas y las verduras son muy caras, ¿cómo puedo seguir mi plan alimentario sin gastar tanto dinero?

Así como tienes un presupuesto calórico, también puedes tener un presupuesto económico. No estás obligado a comprar alimentos caros. Las frutas y verduras frescas, así como la comida que preparas tú mismo, suelen ser las más baratas. Puedes elegir gastar un poco más de tiempo en la cocina y ahorrarte así unos cuantos pesos.

Los platillos congelados bajos en calorías pueden ser más caros que otras versiones, lo mismo sucede con las comidas que contienen carne, a diferencia de las que están hechas a base de pasta. Reducir la cantidad de carne en tu dieta puede ayudarte a ahorrar dinero que después podrás usar en frutas y verduras. También recuerda que las marcas propias de los supermercados suelen ser más económicas; lo mismo sucede con las verduras preempaquetadas, a diferencia de las que compras por kilo. Las verduras de temporada también pueden ayudarte a ahorrar un poco de dinero; por ejemplo, compra manzanas en otoño, cítricos en invierno y moras en primavera.

Otra forma de ahorrar dinero es comprando frutas y verduras directamente de los agricultores.

37

¿Cómo puedo ayudar a mi pareja a seguir su plan alimentario?

Puede haber muchas razones por las que tu pareja no siga su dieta. Quizá no entienda su plan alimentario. ¿Visitó a un nutriólogo y recibió un plan detallado y por escrito?

Tal vez no crea que siguiendo el plan consiga los resultados que espera. Pídele que lo siga durante un mes y mide los resultados en peso y azúcar en la sangre. Deja que los resultados sean la motivación que necesita para conseguir sus objetivos.

Otra excusa popular es no querer comer algo diferente al resto de la familia. Una manera de ayudar con este tema es cambiando la dieta de todos; un plan alimentario para diabéticos podría ser de gran ayuda, pues es balanceado y saludable.

No sólo es responsabilidad de quien padece diabetes entender todos los detalles de su dieta; si tú eliges o cocinas la comida de tu pareja, tú también debes entenderla, y si tienes alguna duda, habla con el nutriólogo.

Finalmente, recuerda que modificar los hábitos alimentarios también conlleva un cambio en tu estilo de vida y, sin duda, es algo difícil de lograr. No trates de cambiar muchas cosas demasiado rápido, tu pareja necesitará apoyo, entendimiento y paciencia para lograr sus metas.

38

¿Cómo puede ayudarme tener un diario alimentario en el control de la diabetes?

Hasta que no anotes todo lo que comas, probablemente no te darás cuenta de cuánto o qué ingieres. Un diario alimentario puede ayudarte a tomar mejores decisiones de tu medicación, dieta y ejercicio. Aquí encontrarás consejos referentes a cómo mantener uno.

Anota sólo la información que necesites. Si quieres perder peso, mide tus porciones y registra cuántas calorías o gramos de grasa estás consumiendo, hazlo así durante varios días. Investiga el valor nutricional de lo que comes, pues te ayudará a saber qué aporte alimentario te brinda lo que comes.

Mantén un registro fácil en una libreta, calendario o computadora. Anota lo que comes a la hora que lo hagas, no lo dejes para después. Si necesitas ayuda hay varias aplicaciones que puedes descargar a tu teléfono, como MyFitnessPal, MyNetDiary, LoseIt y SparkPeople. También encontrarás varias aplicaciones para monitorear tu diabetes.

Usa la información. Llévala a tu siguiente cita con el nutriólogo, pídele ayuda para encontrar patrones entre lo que comes y tus niveles de azúcar. Por ejemplo, quizá descubras que comer colaciones grasosas por la tarde provoca un nivel de azúcar elevado por la noche. Tal vez te des cuenta de que tu desayuno es mucho menos abundante que el resto de tus comidas y por eso te da hambre más pronto, la solución podría ser aumentar las porciones de tu desayuno y así comer menos a medio día.

39

¿Qué es la combinación de alimentos y cómo funciona?

Varias dietas populares para perder peso recomiendan evitar combinaciones específicas de alimentos para mejorar la digestión y el metabolismo. Por ejemplo, algunas dietas aconsejan que los alimentos ricos en almidón se consuman de manera individual para incentivar la pérdida de peso. La gente que sigue estos regímenes suele bajar de peso, pero esto se debe a que ingieren menos calorías y no necesariamente por la combinación de los alimentos.

El método de combinar alimentos alienta a las personas a comer más frutas y verduras, una pequeña cantidad de almidón y porciones limitadas de carne. La leche y sus derivados no están permitidos. Cada tipo de alimento se consume de manera individual, lo que reduce las posibilidades de comer en exceso.

Este enfoque estructurado ayuda a evitar las calorías adicionales que ocasiona comer indisciplinadamente, pero necesitarás un plan perfecto para dejar que pase el tiempo necesario antes de consumir un alimento que no deba mezclarse con algo que acabas de ingerir. Estos planes nutricionales suelen ser bajos en calcio, vitamina B12, vitamina D, zinc y proteínas.

40

¿Podría controlar mejor mi diabetes si me vuelvo vegetariano?

Sí. Puede ser una elección saludable, sólo ten en cuenta que existen varios tipos de dietas vegetarianas:

- Ovolactovegetariano: no se comen alimentos cárnicos, es decir, carne de res o cerdo, pescado, mariscos o aves, pero sí se consumen productos lácteos y huevos.
- Lactovegetariano: no se consumen alimentos cárnicos ni huevos, pero sí productos lácteos.
- Vegano: no se consume ningún producto de origen animal.

Las dietas vegetarianas están basadas en frutas, verduras, granos, frijoles, lentejas, soya, nueces y semillas. Por eso son bajas en grasa, colesterol y calorías. Minimizar el consumo de carne puede ofrecer varias ventajas a la salud, pues los vegetarianos difícilmente sufrirán sobrepeso y no tendrán problemas de colesterol ni de presión arterial. También podrán evitar enfermedades cardiacas o en los vasos sanguíneos, y hasta algunos tipos de cáncer. Si tienes diabetes tipo 2, la pérdida de peso causada por una dieta vegetariana puede ayudarte a mejorar el control de tus niveles de azúcar. Un nutriólogo puede guiarte para crear un plan alimentario vegetariano y que obtengas todas las vitaminas, minerales y proteína que tu cuerpo necesita.

41

¿Qué tan seguido debo comer para mantener mi diabetes bajo control?

Depende del tipo de diabetes que tengas, tus medicamentos, tu actividad física y tus niveles de azúcar actuales. Un nutriólogo podría ayudarte a encontrar la mejor opción.

Para personas con diabetes tipo 1 o 2 que utilizan insulina: es importante que tengas comida en tu sistema cuando tu insulina esté en su máximo nivel. Quizá necesites tres comidas al día y una colación por la tarde, pero si te inyectas dos dosis de insulina de acción rápida o intermedia necesitarás tres comidas y tres colaciones. Si utilizas insulina de acción rápida, tendrás que comer dentro de los primeros 15 minutos después de la inyección. Tal vez necesites una colación extra si haces ejercicio (ver el consejo 100 en la página 152). Un error común es no esperar a que pase media hora después de una inyección de insulina normal para comer; si empiezas a comer antes de que la insulina llegue a su nivel máximo, tu nivel de azúcar aumentará cuando termines de comer.

Para personas con diabetes tipo 2: haz una comida pequeña cada dos o tres horas. Cuando te alimentes con cantidades pequeñas, tus niveles de azúcar se mantendrán bajos. Tener varias minicomidas a lo largo del día puede ayudarte a controlar el hambre y la ingesta calórica, lo cual mantendrá bajos tus niveles de azúcar, al mismo tiempo que reduces peso; asimismo, tus niveles de colesterol se mantendrán bajos.

42

¿Es mejor hacer cuatro o cinco comidas pequeñas que tres grandes?

¡Sí! Desde los primeros días de la investigación de la diabetes, los científicos han indagado la frecuencia ideal en la que los alimentos deben ser ingeridos. Comer muchas veces a lo largo del día, en lugar de mucho en tres horas establecidas, puede tener muchos beneficios, tales como niveles de azúcar bajos después de cada comida, menor necesidad de insulina a lo largo del día y, además, disminución de los niveles de colesterol. Estos beneficios quizá se deban a una pequeña pero continua absorción de comida en el estómago, lo cual evita que el resto de tu cuerpo entre en estado de ayuno. Además, hacer varias comidas al día puede disminuir el hambre y reducir la cantidad de calorías que ingieres.

Es importante agregar que también hay varios medicamentos disponibles para tratar la diabetes, como la acarbosa, que desaceleran la absorción de la comida y tienen el mismo efecto que si comieras lentamente en el transcurso del día. Esta práctica puede no ser del gusto de todo el mundo, pero si ayuda a mantener un mejor control de tus niveles de azúcar y peso, entonces continúa con ella.

43

No tengo tanta hambre como antes y suelo comer menos, ¿esto afectará el control de mi diabetes?

Sí, y debes ajustar tu plan alimentario con respecto a esto. Si usas insulina, sulfonilureas o meglitinidas, no comer puede ponerte en riesgo por tus bajos niveles de azúcar. A este padecimiento se le conoce como *hipoglucemia*. Por otro lado, comer en horarios irregulares puede causar altibajos en los niveles de azúcar y desnutrición. Es cierto que al envejecer necesitamos menos comida, pero también debemos mantenernos saludables.

Si no puedes saborear u oler la comida, lávate los dientes y la lengua justo antes de comer. También puedes dejar de fumar para mejorar tus sentidos. Come más alimentos frescos y usa hierbas y especias para darles sabor en lugar de usar sal.

¿Podrías estar deprimido? La depresión clínica es común entre los pacientes con diabetes y afecta su apetito. Habla con tu doctor acerca de tus síntomas. Cuando estás deprimido puede ser difícil hacer cosas por ti mismo o mantenerte saludable, puede incluso hacer que dejes de salir a caminar. Ejercitarte aumentará tu apetito, mejorará tu perspectiva mental y te dará más energía.

44

¿Qué puedo comer cuando estoy enfermo?

Toma los medicamentos que normalmente usas, revisa tus niveles de azúcar y analiza tu orina para detectar la presencia de cetonas. Si no puedes alimentarte con la misma comida de siempre, ingiere carbohidratos en forma líquida o comidas blandas. Toma muchos líquidos, al menos entre 120 y 180 mililitros por hora. Si no puedes comer en tus horarios habituales, consume al menos 15 gramos de carbohidratos cada hora para evitar que tu nivel de azúcar baje (revisa la tabla a continuación).

Estos consejos pueden ayudarte en días de enfermedad:

● Toma líquidos claros como jugo de manzana, bebidas isotónicas o agua mineral si no puedes comer nada.
● Aprovecha los caldos, los jugos vegetales y las bebidas isotónicas para recuperar el potasio y sodio que se pierde al vomitar y en la diarrea.
● Pregúntale a tu nutriólogo acerca de planes alimentarios especiales para días de enfermedad.

Alimentos para días de enfermedad

Cada uno contiene 15 gramos de carbohidratos	
1 taza de caldo	¼ de taza de nieve
1 taza de crema	½ taza de agua mineral
½ taza de jugo de fruta	1 barra de fruta congelada
1 taza de leche o yogurt	1 taza de bebida isotónica
½ taza de leche helada o helado	½ taza de puré de manzana sin azúcar
⅓ de taza de pudín natural	6 galletas saladas
½ taza de gelatina	

45

¿Qué puedo comer como colación?

Elige entre los mismos alimentos saludables que comes a la hora de la comida, especialmente entre los que tienen 15 gramos de carbohidratos por porción. Escoge alimentos del grupo de los granos, como palomitas sin sal, totopos con salsa, galletas, *pretzels*, *bagels* o cereales. Las frutas y verduras también pueden ser una excelente colación y además las puedes llevar a todas partes. Para que tus colaciones sean más completas, añade un poco de proteína como leche baja en grasa, crema de cacahuate sin trozos untada en una rebanada de pan o en un *bagel*, queso bajo en grasa con galletas o una rebanada de jamón de pavo con pan integral.

¡Prepárate! Siempre lleva contigo una colación en caso de que se retrase una comida o haya un cambio imprevisto en tu horario. Puedes guardar colaciones en tu escritorio, portafolios, mochila o en la guantera del coche. Tener comida a la mano puede ayudarte a evitar la hipoglucemia y a que elijas colaciones poco saludables.

46

¿Leer las etiquetas de los alimentos me ayuda a mantenerme saludable?

Sí. Contienen información que puede ayudarte a elegir comidas y colaciones más saludables. Las regulaciones gubernamentales requieren que las etiquetas alimenticias contengan:

- Las equivalencias de una porción.
- Las calorías totales y el contenido graso de cada porción.
- Una lista de ingredientes y valor nutricional.
- La cantidad de nutrientes recomendada diariamente.
- La relación entre cualquier tipo de alimento y las enfermedades que puede causar.

Hazte el hábito de leer las etiquetas de los alimentos y conoce la cantidad de calorías, grasas, carbohidratos y sodio que contienen. En el caso de la mayoría, puedes elegir entre varias marcas y al comparar etiquetas puedes comprar la opción más saludable. La información que encuentras en las etiquetas te ayuda a controlar la cantidad de nutrientes que consumes diariamente, algo fundamental en una dieta saludable.

47

¿Cuál es el tamaño de una porción?

Ésa es una pregunta difícil de responder. Una buena nutrición puede ser distinta entre persona y persona, eso puede hacer que determinar el tamaño de una porción de alimentos o líquidos sea difícil. Diferentes asociaciones gubernamentales tienen maneras distintas para medir las porciones, pero el tamaño suele variar según el grupo de alimentos del que se trate.

Las porciones sirven para mantener el mismo nivel de calorías, carbohidratos, proteína y grasa en cada uno de los grupos. Cuando las calorías y los carbohidratos son los mismos en cada comida, día a día, es más fácil mantener un nivel de azúcar estable.

A continuación, encontrarás una lista de algunos tamaños de porciones:

- 1 rebanada de pan
- ½ taza de cereal cocido
- ½ taza de arroz o pasta cocida
- ½ taza de legumbres cocidas
- 1 taza de leche o yogurt
- 42 gramos de queso
- 1 taza de verduras crudas o con hojas
- ½ taza de verduras cocinadas ricas en almidón

- ¾ de taza de caldo de verdura
- 1 manzana, plátano, naranja o pera de tamaño mediano
- ½ taza de fruta cortada, cocinada o enlatada en agua
- ½ taza de jugo de fruta
- 57-85 gramos de carne de res, ave o pescado cocinado
- 1 huevo

48

¿Por qué es importante conocer las porciones? ¿Hay una manera sencilla de recordarlas?

Sin importar el plan alimentario que sigas, ya sea contar carbohidratos, hacer intercambios o tomar en cuenta la pirámide alimentaria, conocer las porciones es fundamental. Unos cuantos gramos más de carne o una cucharada de mantequilla quizá no te parezca mucho, pero rápidamente puede incrementar el nivel de azúcar y el peso.

Empieza usando tazas medidoras y una báscula hasta que tus ojos estén entrenados para servir esas cantidades correctamente. Una vez que peses, midas y veas media taza de ejotes o 140 gramos de pollo, tendrás una imagen mental que podrás usar siempre, sin importar en dónde cenes. Cada mes pesa y mide porciones de nuevo para mantener tu memoria fresca y asegurarte de elegir siempre los tamaños correctos.

La siguiente tabla enlista los tamaños de porción de varios alimentos:

Alimento	Se ve como...
½ taza de pasta o arroz cocido	una pelota de béisbol
½ taza de verduras	media pelota de tenis
1 taza de brócoli	un foco
85 gramos de carne de res, pollo o pescado	un mazo de barajas o la palma de la mano de una mujer
28 gramos de queso	dos galletas saladas o un cubo de 2.5 centímetros cuadrados

49

¿Cuántos gramos de azúcar puedo comer al día?

No hay un número mágico en cuanto a una cantidad permitida de azúcar al día, pero deberías hacerlo con moderación. El azúcar tiene calorías, pero no aporta vitaminas o minerales. Los alimentos altos en azúcar también suelen ser altos en grasas y calorías, lo que puede ocasionar un control deficiente de la diabetes y el aumento de peso.

La etiqueta nutricional en los alimentos te dice cuántos gramos de azúcar tienen y ese número contiene tanto azúcares naturales como añadidas. El azúcar se encuentra de manera natural en los alimentos en forma de fructosa, como en las pasas, o de lactosa, como en la leche. Este azúcar sí contiene vitaminas y minerales. El azúcar añadida se agrega a los alimentos para hacerlos más dulces, por ejemplo, en las galletas, el jarabe de maíz (alto en fructosa) o los refrescos. Este tipo de azúcar contiene calorías, pero ningún otro nutriente.

Cuando leas las etiquetas nutricionales, revisa cuáles tipos de azúcar están incluidos en los alimentos, pero enfócate en los gramos de carbohidratos totales y no en los gramos de azúcar. El azúcar y los dulces pueden ser consumidos en cantidades pequeñas, la clave es sustituirlos por otros carbohidratos en tu plan alimentario y determinar cómo afectan tu nivel de azúcar.

50

Ya que el azúcar no está prohibida para los diabéticos, ¿puedo comer todos los dulces que quiera?

Es verdad que los carbohidratos presentes en el azúcar tienen el mismo efecto en el nivel de azúcar en la sangre que cualquier otro carbohidrato, como el que encuentras en el pan, las papas o la fruta. Los diferentes tipos de carbohidratos elevan el azúcar en la sangre de diferentes maneras, pero en cuanto al control diabético, es más importante enfocarte en la cantidad total de carbohidratos que consumes que de dónde vienen. Sustituye los dulces en tu plan alimentario por algún otro carbohidrato, no los sumes.

No consumas dulces en todas tus comidas, los alimentos azucarados no tienen los nutrientes, vitaminas y minerales que tu cuerpo necesita para mantenerse saludable, por eso los llamamos *calorías vacías*. Si incluyes alimentos dulces en tus comidas, asegúrate de que sea una porción pequeña, revisa tu nivel de azúcar antes de comerlos y una o dos horas más tarde para saber cómo te afectan. Presta atención a tus niveles de azúcar a lo largo de un periodo extendido y mantente alejado de las comidas azucaradas si ves que los números incrementan.

51

Estoy confundido entre el azúcar y el almidón. ¿Qué eleva más mi azúcar, un *brownie* o un pedazo de pan?

El azúcar y el almidón son carbohidratos y si son consumidos en una cantidad similar, aumentarán el nivel de azúcar en la sangre de la misma manera. Un *brownie* pequeño (15 gramos de carbohidratos) eleva el nivel de azúcar igual que una rebanada de pan (15 gramos de carbohidratos).

Por muchos años pensamos que el cuerpo absorbía el azúcar más rápido que el almidón y se convenció a la gente de mantenerse alejada de los azúcares. Los distintos tipos de carbohidratos son absorbidos a velocidades diferentes, pero cuando se combinan con otros alimentos este efecto es difícil de predecir. Una nueva investigación ha demostrado que no está mal que los pacientes con diabetes consuman azúcar, siempre y cuando sea parte de un plan alimentario, pero ésta debe actuar como sustituto de otros carbohidratos. Enfócate en la cantidad de carbohidratos que ingieres y no tanto en si vienen del almidón o del azúcar.

Algunos factores afectan la manera en la que tu cuerpo responde al azúcar o al almidón. Al comer alimentos azucarados analiza lo demás que consumes al mismo tiempo, qué tan rápido lo haces, cuál fue la preparación (horneado, frito, etc.) y la cantidad de proteína y grasa que afecta tu nivel de azúcar. Mide tu azúcar entre una y dos horas después, usa la información para reconocer tus hábitos y preferencias en los alimentos y aprovéchala para tomar mejores decisiones en torno a las comidas azucaradas en tu plan alimentario.

52

¿Hay endulzantes que sean «alimentos libres»? ¿Cómo sé cuáles usar?

Los endulzantes sin atributos nutritivos son «alimentos libres» porque no contienen calorías ni carbohidratos. Tampoco elevan el nivel de azúcar en la sangre. El término *alimento libre* es utilizado por personas con diabetes para referirse a aquellos con menos de cinco gramos de carbohidratos por porción. Ninguno de estos endulzantes es perfecto para todas las situaciones (ver tabla), algunos son muy buenos en bebidas frías, pero no funcionarán igual en platillos horneados. Si bien los endulzantes no tienen calorías, no olvides contar las calorías, grasas y carbohidratos de los alimentos que están endulzando.

Endulzantes sin atributos nutritivos y sus usos

Endulzante (marca)	Calorías (por gramo)	Descripción
Sacarina (Sweet'N Low)	0	200-700 veces más dulce que la sacarosa. Perfecta para cocinar y hornear.
Aspartame (Nutrasweet, Equal)	0	160-220 veces más dulce que la sacarosa. Puede cambiar el sabor de la comida, pero puede ser usada en alimentos preparados como el cereal o bebidas. No apta para cocinar.
Acesulfame (Sunette, Sweet One)	0	200 veces más dulce que la sacarosa. Excelente para cocinar.
Sucralosa (Splenda)	0	600 veces más dulce que la sacarosa. Ideal para cocinar y hornear.

53

¿Puedo comer todos los alimentos sin azúcar que quiera?

No. Un alimento con la etiqueta «sin azúcar» debe contener menos de 0-5 gramos de azúcar por porción, pero puede estar lleno de carbohidratos y calorías. Por ejemplo, un pudín sin azúcar tiene cero gramos de azúcar, pero contiene 70 calorías y 6 gramos de carbohidratos en una porción de media taza. Si comieras una cantidad ilimitada podrías sumar suficientes calorías y carbohidratos para sabotear tu tratamiento contra la diabetes y cualquier esfuerzo por mantener un peso saludable.

Algunos azúcares presentes en el alcohol quizá no eleven tu nivel de azúcar, pero pueden tener otros efectos negativos. Por ejemplo, para algunas personas, una pequeña cantidad de sorbitol o manitol puede causar diarrea. Otros azúcares presentes en el alcohol, como el eritritol, no tienen este efecto secundario, pero cada cuerpo es diferente, así que prueba una pequeña cantidad para ver cómo te afecta antes de consumir más.

Aunque el endulzante utilizado en alimentos sin azúcar puede también ser libre de calorías (como el potasio acesulfame, aspartame, sacarina o sacarosa), los demás ingredientes pueden contener grasas, carbohidratos, proteínas y calorías. Otros endulzantes que sí contienen calorías pueden ser usados con endulzantes no nutritivos, así que no te fíes de la etiqueta «sin azúcar» que ves en los alimentos. Lee cuidadosamente la lista de ingredientes para que tomes las mejores decisiones y te mantengas saludable.

54

¿Por qué algunos alimentos sin azúcar saben raro?

Mientras algunos saben mejor al no tener azúcar, como la fruta enlatada, por ejemplo, otros no saben igual cuando los convierten en libres de azúcar. Suelen ser alimentos en los que se añaden los endulzantes artificiales (sorbitol, sacarina o aspartame). Estos endulzantes no pueden ser cocinados como el azúcar, así que no funcionan bien para ese propósito y dejan un sabor amargo en la boca. Además, recuerda que estos alimentos no son necesariamente bajos en calorías. Por ejemplo, un pudín sin azúcar hecho con leche baja en grasa tiene 90 calorías por porción, en lugar de las 140 de un pudín normal. Aunque 90 es menor que 140, eso no significa que sea libre de calorías. No tienes que comer exclusivamente galletas sin azúcar, come una regular de vez en cuando, sólo recuerda agregarla a tu plan alimentario.

55

¿Cómo puedo superar mi antojo de chocolate?

¡Ríndete de vez en cuando! Al evitar tu deseo de chocolate, o de cualquier otro alimento, te estás preparando para el fracaso. Si de repente tienes mucho antojo de algún alimento en especial y estás gastando esfuerzo y energía para suprimirlo, al final te rendirás y te excederás. En ese momento tu nivel de azúcar en la sangre padecerá las consecuencias y te sentirás culpable y deprimido.

Piensa en maneras saludables de satisfacer tus antojos. Para los amantes del chocolate, las variedades oscuras y amargas son mejores que el chocolate con leche, que contiene un alto índice de grasas lácteas. Por esa misma razón sugerimos yogurt bajo en grasas, sabe de maravilla, tiene menos de un gramo de grasa y no es caro. Otra opción saludable son las galletas tipo Graham Crackers, perfectas para hacer postres. Hornea un delicioso pastel de ángel con fresas y jarabe de chocolate; sí, el jarabe tiene azúcar, pero puedes elegir uno prácticamente sin grasa. No importa si tienes diabetes tipo 1 o 2, las grasas deben ser una preocupación mayor y esa suele ser la peor característica de la mayoría de los dulces.

Investigaciones recientes han demostrado que el azúcar tiene un efecto parecido en los niveles de azúcar en la sangre que una cantidad similar de carbohidratos obtenidos de papas o arroz. Así que, si quieres comer chocolate, elige una opción relativamente baja en grasas y sustitúyela dentro de tu plan alimentario por algún otro carbohidrato.

56

¿Debería usar fructosa como endulzante al hornear?

La fructosa no es mejor para tu salud que el azúcar común y corriente. La fructosa es un endulzante natural, como la sacarosa, y puede producir un aumento menor en el azúcar en la sangre que el mismo número de calorías de azúcar de mesa. Esto es bueno para las personas con diabetes; sin embargo, la fructosa en grandes cantidades puede elevar los niveles de colesterol bueno y malo (lipoproteína de baja densidad); por eso, no es mejor que el azúcar. Las personas con niveles anormales de colesterol, altos o bajos, deberían evitar consumir fructosa en exceso.

57

¿Por qué es tan mala la grasa en los alimentos?

Las grasas no son la raíz de todos los males. De hecho...

💧 Ayudan a que tu cuerpo y cerebro funcionen.
💧 Transportan vitaminas esenciales (A, D y E).
💧 Hacen que la piel y el cabello se vean saludables.
💧 Reducen el hambre.
💧 Hacen que la comida sepa bien.

Pero demasiado de algo bueno es malo. Las cantidades excesivas de grasa en una dieta están relacionadas con varias enfermedades. Esto es especialmente cierto conforme vas envejeciendo. Una alta cantidad de grasa en tu sangre puede hacer que esta se adhiera a tus arterias, ocasionando que se bloquee el flujo sanguíneo. Cuando tienes diabetes, estas grasas se vuelven mucho más pegajosas y se adhieren con mayor facilidad. Estos bloqueos aumentan con la edad y tapan las arterias. Cuando el espacio entre las arterias disminuye, desarrollas presión arterial elevada (hipertensión) y con ello aumentan las probabilidades de que sufras un ataque al corazón o un derrame cerebral.

Cuando comes de manera inteligente, eligiendo alimentos con grasas saludables, como el aceite de oliva en lugar de mantequilla o margarina (o incluso chocolate oscuro en lugar de chocolate con leche), y eliminas alimentos procesados o fritos de tu plan nutricional, reduces drásticamente los riesgos en tu salud.

58

¿Cómo sé si estoy comiendo la cantidad correcta de grasas?

Habla con un nutriólogo acerca de la cantidad correcta de grasas para ti basadas en tu peso, nivel de azúcar en la sangre y objetivos lípidos. La mayoría de las personas comen demasiada grasa. Las grasas contienen nueve calorías por gramo, lo cual significa que contienen muchas calorías en una pequeña cantidad de comida.

Escribe todo lo que comes durante varios días, incluyendo las grasas en los alimentos; las etiquetas pueden ayudarte a obtener esta información. Para la mayoría de las personas, las grasas deberían contribuir con el 30% de las calorías totales del día. Así es como puedes descubrir el número de gramos de grasa que debes comer si 30% de tus 1 800 calorías deben provenir de la grasa:

Para obtener 30% de 1 800 calorías:
1 800 × 0.30 = 540 calorías de grasas.

Para obtener el número de gramos de grasas en 540 calorías (9 calorías por cada gramo de grasa):
540 ÷ 9 = 60 gramos de grasas por día.

Conversión de calorías/grasas

Calorías totales	Grasas (g) por 30% de calorías
1200	40
1500	50
1800	60
2100	70
2400	80
2600	87

59

¿Cómo puedo reducir las grasas en mis recetas favoritas?

Estos consejos podrían ayudarte:

La mayoría de las recetas (exceptuando algunas horneadas) sabrán bien si reduces la mantequilla o el aceite un tercio o a la mitad. Al hornear, sustituye dos claras de huevo por uno entero y usa leche reducida en grasa en lugar de leche entera. La mantequilla reducida en calorías o la margarina tienen demasiada agua para hornear y debido a que las grasas le dan textura a los alimentos horneados, sustituirlas puede ser difícil. Trata de reemplazar aceite, margarina o mantequilla con puré de manzana. Usa una cantidad igual de fruta en vez de grasas para mantener la humedad y el sabor. El puré de ciruela pasa sabe delicioso en postres con chocolate.

El cacao en polvo puede dar el sabor a chocolate que buscas, sin grasas. Al hornear, usa tres cucharadas de cacao sin azúcar y una de aceite de oliva o de coco para reemplazar 28 gramos de chocolate sin azúcar.

60

¿Qué son los sustitutos de grasas?

Los sustitutos de grasas son ingredientes manufacturados agregados a la comida para imitar los atributos de las grasas al mismo tiempo que reducen las calorías y las grasas. Éstos pueden estar hechos de carbohidratos, proteínas o grasas. Los sustitutos de grasas pueden ser buenos para tu dieta, pues las grasas contienen nueve calorías por gramo de comida, un contenido energético muy alto para una cantidad de comida tan pequeña. Muchos sustitutos de grasas, especialmente si tienen una base de carbohidratos o proteínas, contienen apenas cinco calorías por gramo, por lo que, si comes el mismo peso de comida, obtendrás la mitad de las calorías y, por ende, podrías perder peso.

El problema es que muchas personas asumen que los alimentos sin grasas contienen menos calorías que las que realmente tienen y por eso comen una mayor cantidad. El hecho de que no tengan grasa no significa que no tengan calorías. Además, ten cuidado con los sustitutos de grasas que estén hechos a base de carbohidratos, ya que afectarán tus niveles de azúcar en la sangre.

61

¿Puedo comer una cantidad ilimitada de comidas sin grasas?

No. El hecho de que un alimento no contenga grasas no significa que no tenga calorías o carbohidratos, tampoco quiere decir que sea un alimento libre, que tiene menos de 20 calorías o menos de cinco gramos de carbohidratos por porción.

A los alimentos sin grasa suelen quitársela y después la reemplazan. Algunos sustitutos, como los que encuentras en los aderezos sin grasa para ensaladas, contienen carbohidratos que pueden afectar tu nivel de azúcar. Recuerda también que a algunos alimentos sin grasa se les añade azúcar para mejorar su sabor, y eso tendrá un efecto directo en tu nivel de azúcar.

Si tu peso y niveles de lípidos en la sangre están en un rango saludable, no necesitas comer alimentos sin grasa. Si tu objetivo es bajar tus lípidos y peso, una ingesta moderada de alimentos sin grasa podría beneficiarte. Lee las etiquetas para conocer el tamaño de una porción, las calorías y los carbohidratos para tomar una decisión de cómo incluir alimentos sin grasa en tu plan alimentario.

62

¿Qué son los ácidos grasos trans y cómo afectan mi diabetes?

Se forman en los alimentos procesados durante la hidrogenación, es decir, cuando se provoca que una grasa se convierta en sólido a temperatura ambiente. Por ejemplo, el aceite vegetal líquido es parcialmente hidrogenado para crear margarina, que se utiliza en alimentos fritos, horneados y bocadillos. Desde enero de 2006, se obligó a los productores a enlistar las grasas trans en las etiquetas de sus alimentos.

Los ácidos grasos trans no afectan el nivel de azúcar en la sangre, pero sí aumentan los niveles de colesterol, lo que incrementa el riesgo de enfermedades cardiacas. Si menos de 30% de tus calorías vienen de grasas y 10% de grasas saturadas, estarás bien. Si tienes una dieta moderadamente alta en grasas, tu consumo de ácidos grasos trans puede ser elevado. Evita los alimentos procesados y elige sustitutos de manera inteligente. Por ejemplo, lee las etiquetas y opta por margarina que contenga menos de dos gramos de grasas saturadas por cucharada y cuyo ingrediente principal sea aceite líquido. Busca productos horneados, cenas preparadas o colaciones con menos de dos gramos de grasas saturadas por porción y usa aceite vegetal en lugar de aceite para cocinar. Platica con tu nutriólogo si tienes alguna duda acerca de los ácidos grasos trans.

63

¿Qué son los ácidos grasos Omega 3? ¿Debería incluirlos en mi dieta?

Una nueva investigación sugiere que los ácidos grasos Omega 3 tienen una función muy importante en las dietas saludables. Estas grasas tienen una estructura química diferente a la de las otras grasas. Mejoran el colesterol bueno (lipoproteínas de alta densidad) y el flujo sanguíneo al hacer que los glóbulos sean menos pegajosos. Una dieta rica en ácidos grasos Omega 3 puede reducir el riesgo de que sufras un ataque al corazón y otras enfermedades cardiacas, incluso es capaz de disminuir las probabilidades de un derrame cerebral. También puede reducir los niveles de triglicéridos y bajar ligeramente la presión arterial elevada.

Los alimentos ricos en ácidos grasos Omega 3 suelen tener un índice de grasas elevado, por eso deben reemplazar a otros alimentos grasos de tu dieta, no sumarse a ellos. Normalmente encuentras el Omega 3 en pescados como la caballa, el arenque, las sardinas, el salmón o la trucha. En cuanto a plantas, incluye tofu, aceite de soya, aceite de canola y nueces. Aunque existen aceites de pescado como suplementos de Omega 3, lo ideal es llevar una dieta natural y saludable.

64

¿Cómo puedo comer mis alimentos favoritos en un restaurante?

Las personas que mejor controlan su peso suelen dar el siguiente consejo: «si lo quieres, cómelo». Trata de evitar pensar en la comida como buena o mala; cuando te des una recompensa, disfrútala y no sientas culpa, pero planifica siempre tus comidas, pues «si fracasas al planificar, estás planificando un fracaso».

Identifica la comida que más te guste y descubre cuántas calorías hay en una porción para que la disfrutes. Al conocer esa cantidad calórica puedes pensar en cómo ajustar tu plan de alimentación. Si es necesario, ahorra la cantidad necesaria de calorías para poder disfrutar tu comida favorita. Por ejemplo, si normalmente comes 450 calorías en el desayuno, pero tu alimento favorito tiene 950 calorías, debes encontrar una manera de restar 500 calorías de tu dieta semanal. No trates de restar este número en las comidas del mismo día, es mejor recortarlas de varios días previos a tu premio y recuerda que haciendo ejercicio puedes quemar las calorías en exceso. ¡Todo cuenta!

65

¿Cómo puedo comer grasas reducidas cuando salgo a un restaurante?

Primero, identifica tus hábitos alimentarios respondiendo:

- ¿Con qué frecuencia comes en un restaurante?
- ¿Qué comidas haces más seguido en restaurantes?
- ¿Qué tipo de restaurantes eliges con mayor frecuencia?
- ¿Qué tipo de comida pides?

Saber las respuestas te ayudará a identificar malas elecciones de alimentos y cambiarlas. Elige lugares con opciones saludables y bajas en grasas. Revisa el menú antes de ir y escoge lo que comerás antes de llegar. Planifícalo junto con los demás alimentos que harás a lo largo del día. Guarda las grasas para tus salidas a restaurantes.

Al ordenar, recuerda que puedes empezar a recortar grasas en la carne. Las mejores opciones son a la parrilla, horneadas, cocinadas a fuego lento, asadas, hervidas, al vapor o salteadas. Además, puedes elegir un corte menos grasoso, como el sirloin, en lugar de costilla o solomillo. El pescado cocinado a fuego lento u horneado suele tener menos de cinco gramos de grasas por cada 28 gramos. Pregunta cuántos gramos hay por porción y si es necesario pide una más pequeña, como 100 gramos de sirloin, o que tu platillo sea preparado sin grasa. Las carnes procesadas, como las salchichas alemanas y otros embutidos, pueden ser ricas en grasas, entre 10 y 15 gramos por cada 28 gramos de alimento, y además suelen tener mucha sal.

Evita los alimentos fritos, empanizados, a la mantequilla, con cremas, salteados o servidos con una salsa demasiado pesada. No tengas miedo de preguntar cómo se prepara algo o qué ingredientes lleva, o de pedir que las salsas y aderezos te los den por separado. No aceptes ningún pan o totopo que te ofrezcan.

Si una porción te parece demasiado grande, mejor pide un aperitivo, comparte el plato fuerte con un amigo o llévate a casa lo que no comas. Para no caer en la tentación, separa la comida que te llevarás a casa en cuanto tu platillo llegue a la mesa.

66

¿La fibra puede ayudarme a controlar mi diabetes?

Puede ayudar a que tu nivel de azúcar no aumente drásticamente después de comer porque disminuye la velocidad en la que tu cuerpo digiere los alimentos. Una dieta rica en fibra y con pocas grasas también puede reducir el riesgo de sufrir algunos tipos de cáncer, enfermedades cardiovasculares, presión arterial alta y obesidad. Además, la fibra tiene un efecto positivo en los niveles de colesterol.

En los alimentos puedes encontrar dos tipos de fibra: insoluble, que está presente en verduras y alimentos integrales, y soluble, presente en frutas, avena, cebada y frijoles. La fibra insoluble mejora las funciones gastrointestinales al mismo tiempo que previene la formación de hemorroides, diverticulosis y cáncer de colon y recto. La fibra soluble, si se consume en grandes cantidades, puede prevenir que tu cuerpo absorba la glucosa y el colesterol. Desafortunadamente, la mayoría de las personas sólo consumen entre ocho y diez gramos de fibra al día, muy lejos de los 20-35 gramos recomendados de una amplia variedad de alimentos. Si quieres mejorar tu ingesta de fibra puedes elegir de las sugerencias en la página siguiente. Otra manera de aumentar la cantidad de fibra en tu dieta es tomando una cucharada de pseudophilin (Metamucil) por la noche.

Alimentos ricos en fibra

Alimento	Tamaño de porción	Fibra total (g)	Fibra soluble (g)
Frijoles (cocinados)	½ taza	6.9	2.8
Salvado de avena (seca)	⅓ taza	4.0	2.0
Cebada (seca)	¼ taza	3.0	0.9
Naranja fresca	1 pequeña	2.9	1.8
Avena (seca)	⅓ taza	2.7	1.4

Si cuentas los carbohidratos y hay más de cinco gramos en la porción que comerás, resta una cantidad de gramos de carbohidratos igual a la cantidad de gramos de fibra. Usa ese número de carbohidratos en el resto de tus comidas. Los carbohidratos que obtengas de la fibra no elevarán tu nivel de azúcar (para más información de cómo contar carbohidratos, lee el consejo 68 en la página 109).

67

¿Es verdad que los frijoles mejoran el control de la diabetes?

Sí. Las legumbres tienen una cantidad muy alta de carbohidratos y tienen que ser consumidos en una porción adecuada, pero al ser digeridos tan lentamente elevan mínimamente los niveles de azúcar e insulina en el cuerpo. Varias investigaciones han demostrado que comer entre 1 ½ y 2 ½ tazas de frijoles cocinados al día te puede ayudar a controlar la diabetes. Los frijoles también reducen el riesgo de enfermedades cardiovasculares, una complicación común para la gente con diabetes, pues son una excelente fuente de ácido fólico. Comer entre una y tres tazas de frijoles cocinados al día reducirá tu colesterol entre 5 y 19%.

Otro beneficio de los frijoles es que están llenos de proteína, fibra, vitaminas y minerales, y casi no tienen grasas, colesterol ni sodio. Es posible incluirlos en cualquier tipo de plan alimentario diabético, ya que puedes agregarlos en ensaladas, sopas o platos fuertes. Los frijoles enlatados pueden ser una gran opción, pues tienen los mismos beneficios y son más fáciles de cocinar al no tener que ser enjuagados y hervidos. Es importante que si vas a incluir frijoles en tu dieta lo hagas gradualmente, los mastiques bien y tomes muchos líquidos para ayudar a tu digestión. Algunos productos enzimáticos, como Beano, también pueden ayudarte a evitar malestares gastrointestinales.

68

¿Qué significa contar carbohidratos?

Es un método preciso que la gente con diabetes debe emplear al elaborar su plan alimentario. Los alimentos que contienen carbohidratos (granos, verduras, leche, fruta y azúcar) tienen efectos negativos en el nivel de azúcar en la sangre. Una pequeña cantidad de carbo-hidratos, una manzana, por ejemplo, eleva un poco el nivel de azúcar en la sangre, una mayor cantidad de carbohidratos, tres manzanas, eleva el nivel de azúcar mucho más. Puedes saber cómo te afectan los carbohi-dratos monitoreando tu nivel de azúcar constantemente, teniendo un diario alimenticio, midiendo las porciones de todo lo que comes y aprendiendo lo referente a cada uno de los nutrientes que tienen los alimentos.

Contar carbohidratos tiene dos niveles: básico y avan-zado. El básico es usado comúnmente por personas con diabetes tipo 2 y consiste en contar y comer la misma cantidad de carbohidratos todos los días. El nivel avanza-do es utilizado por pacientes que usan insulina y requiere reconocer y gestionar patrones en el nivel de azúcar, con-sumo de alimentos, medicamentos y ejercicio para tener un control intensivo del nivel de azúcar. Al principio, puede parecer agobiante, ¡pero muchos descubren que los resultados hacen que valga la pena!

69

¿La proteína es buena para mí?

Es buena para tu salud, pero la mayoría de las personas consume más de lo debido. Si el 10% de tus calorías provienen de fuentes de proteína, es suficiente para satisfacer las necesidades de tu cuerpo.

La proteína se encuentra en muchos alimentos, particularmente y en grandes cantidades en la carne, productos lácteos y huevos. Habla con tu equipo de cuidado médico para establecer una meta individual de tu consumo diario de proteína.

70

¿Son mejores las fuentes de proteína vegetales que las animales?

Tal vez. Las proteínas vegetales tienen muchos beneficios para quienes padecen diabetes, pues son bajas en grasas, especialmente saturadas y, además, son ricas en fibra. En cambio, la proteína animal añade colesterol y grasas saturadas a nuestra dieta. Al estar en mayor riesgo de sufrir alguna enfermedad cardiaca, las personas que padecen diabetes deben reducir su consumo de grasas saturadas y colesterol.

En este momento se está investigando si cambiar la fuente de proteína en la dieta de gente que sufre enfermedades renales ocasionadas por la diabetes puede ocasionar alguna mejora. Por el momento, no se sabe con certeza si la proteína vegetal (frijoles, nueces, verduras y tofu) es mejor que la proteína animal (carne de res, aves, pescado, leche y huevos). En caso de que salga un nuevo estudio platícalo con tu nutriólogo. Lo que sí se sabe es que las personas en partes del mundo donde comen menos carne y más proteína de soya padecen menos cáncer y problemas cardiacos que las culturas que basan su alimentación en la proteína animal.

La proteína animal contiene los ocho aminoácidos necesarios para que tu cuerpo cree células, pero comer una variedad de proteína vegetal todos los días también puede dártelos. Sin importar tu elección, debes incluir proteína en tu dieta, pues tu cuerpo no puede producir por sí mismo los aminoácidos que necesitas.

71

¿Están prohibidos los huevos para la gente con diabetes?

No. Contrario a la creencia universal de que los huevos, altos en colesterol, son malos para el corazón, nuevos estudios han demostrado que para la mayoría de las personas un consumo regulado de colesterol no tiene consecuencias graves en los niveles de colesterol de la sangre. De hecho, el efecto negativo de las grasas saturadas es mucho mayor que el del colesterol (ver la pregunta 77). La reacción al colesterol suele estar determinada por la genética. Alrededor del 20% de las personas no tiene respuesta negativa a un consumo moderado de colesterol, 50% tiene una respuesta lenta y 30% una respuesta acelerada y son sensibles al consumo de alimentos altos en colesterol. No hay una prueba fácil para determinar si eres sensible al colesterol o no, así que ten cuidado al incluir alimentos ricos en colesterol.

Un huevo es una fuente de proteína económica, aporta 70 calorías, menos de un gramo de carbohidratos, 4.5 gramos de grasas, un gramo de grasas saturadas, está lleno de vitaminas, minerales y alrededor de 215 miligramos de colesterol.

No elimines los huevos de tu dieta, úsalos con responsabilidad y sigue los consejos de tu nutriólogo, pero como regla, no comas más de cuatro a la semana.

72

¿Cómo puedo usar hierbas y especias?

Saben bien, huelen increíble y, mejor aún, no tienen efectos negativos en el control de la diabetes. Cuentan como alimentos libres en todos los planes de alimentación y puedes usarlas frescas o secas, sólo ten en cuenta que las hierbas secas suelen tener un sabor más intenso (si las usas frescas duplica o triplica la cantidad que normalmente usarías). La cantidad de hierbas o especias que uses en un platillo depende completamente de la receta y el gusto.

Prueba estas combinaciones clásicas en tus comidas:

● Carne: laurel, cebollín, ajo, mejorana y hierbas aromáticas.
● Cordero: ajo, mejorana, menta, orégano, romero, salvia y hierbas aromáticas.
● Cerdo: cilantro, comino, jengibre, salvia y tomillo.
● Aves: ajo, orégano, romero, salvia y tomillo.
● Mariscos: perifollo, eneldo, hinojo, estragón y perejil.
● Pasta: albahaca, orégano, hinojo, ajo, paprika, perejil y salvia.
● Arroz: mejorana, perejil, estragón, tomillo y cúrcuma.
● Papas: cebollín, ajo, paprika, perejil y romero.
● Frutas: canela, clavo, jengibre y menta.

Ensaladas: albahaca, perifollo, cebollín, eneldo, mejorana, menta, orégano, perejil, estragón y tomillo.

Considera que algunas mezclas de hierbas, como la pimienta con limón, contienen un poco de sodio, o bien, son ricas en éste, como la sal con ajo.

73

¿Las personas con diabetes pueden tomar bebidas isotónicas?

Sí, pero ten cuidado, algunas de estas tienen mucha azúcar y podrían afectar gravemente tu nivel de azúcar en la sangre. No tener suficientes líquidos durante o después de hacer ejercicio puede traer consigo graves problemas, así que asegúrate de mantenerte hidratado. Toma al menos dos litros de agua al día para evitar deshidratarte y aumenta entre 100 y 200 mililitros por cada media hora de ejercicio para que tu cuerpo se recupere correctamente. Tomar algún líquido aparte de agua puede darte variedad, pero las bebidas isotónicas suelen tener entre 15 y 20 gramos de azúcar y de 50 a 70 calorías por cada 227 mililitros, y la mayoría de esos azúcares provienen de jarabe de maíz de alta fructosa.

Tómate el tiempo para leer las etiquetas y compara ingredientes, azúcar y carbohidratos antes de ingerir alguna. Siempre revisa tus niveles de azúcar antes de hacer ejercicio. A continuación encontrarás una lista con algunos ejemplos.

Bebidas hidratantes y su contenido calórico/azucarado

Bebidas isotónicas	Calorías	Azúcar (g)
All Sport (591 ml)	70	19
Gatorade (591 ml)	50	14
Powerade (591 ml)	70	15

74

¿Puedo tomar alcohol en la cena?

Tal vez. El alcohol puede causar una baja en el nivel de azúcar que puede poner en riesgo tu vida, incluso si no tienes diabetes. Por eso sólo sugerimos tomar alcohol con comida. Hay evidencia que sugiere que está bien que las personas con diabetes, no embarazadas y sin antecedentes de alcoholismo tomen cantidades pequeñas de alcohol.

Por ejemplo, un estudio señala que el consumo moderado del alcohol, no más de una copa al día, puede disminuir el nivel de azúcar en la sangre y mejorar la respuesta de insulina en personas que no padecen diabetes. Otro estudio indica que los niveles de azúcar en pacientes diabéticos, tanto tipo 1 como 2, no cambian en las siguientes 12 horas después de una comida acompañada de un *shot* de vodka o coñac o una copa de vino, siempre y cuando tomen la misma cantidad de agua.

Finalmente, varios estudios demostraron que un consumo moderado de alcohol puede tener un efecto positivo en los niveles de colesterol en la sangre y los lípidos. Sólo recuerda incluir las calorías del alcohol en tu plan alimentario (una bebida alcohólica debe ser intercambiada por una grasa) y disfruta tu trago con alimentos. No bebas alcohol si estás tomando metformina y recuerda que tomar en exceso aumenta el riesgo de acidosis láctica, es decir, la formación de ácido láctico en el flujo sanguíneo.

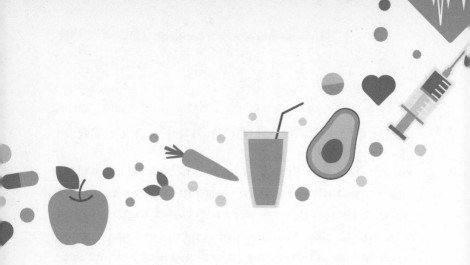

Vivir bien.
Problemas del corazón

75

¿Tengo un mayor riesgo de desarrollar enfermedades cardiacas por tener diabetes?

Sí. Por razones aún desconocidas, tener diabetes aumenta el riesgo de padecer enfermedades cardiacas y otros problemas causados por el bloqueo de arterias. De hecho, corres el mismo riesgo que una persona sin diabetes, pero con antecedente de ataques al corazón. Por eso es muy importante que reduzcas los demás factores de riesgo ejercitándote regularmente, manteniendo un peso saludable, evitando alimentos grasosos (grasas saturadas) y manteniendo un nivel normal de presión arterial. Caminar puede ser un gran ejercicio, pues ayuda en todas esas áreas y además reduce el estrés.

Más importante aún, en nuestra opinión, es que no fumes. Si ya eres fumador activo, únete a un grupo de apoyo para dejar el cigarro, seguramente puedes encontrar alguno cerca de ti. Los parches de nicotina también podrían ayudarte. Muchos de los factores que ocasionan enfermedades cardiacas pueden ser reducidos llevando un estilo de vida saludable, y ésa debe ser tu meta con o sin diabetes. Sin embargo, como ya hay un factor negativo en contra (la diabetes), tienes más motivos para eliminar los demás.

76

¿Qué tan alto es mi riesgo de tener un ataque cardiaco si tengo diabetes tipo 2?

¡Más alto de lo que te imaginas! Un estudio encontró que las personas con diabetes tipo 2 que no han tenido un ataque al corazón tienen el mismo riesgo que una persona sin diabetes que ya ha sufrido uno.

Este descubrimiento sugiere que los factores de riesgo como fumar, la presión arterial elevada y los niveles altos de colesterol deben ser tratados inmediatamente en los pacientes diabéticos. Algunos expertos recomiendan que quienes sufren de diabetes tipo 2 tomen medicamentos recetados a personas con enfermedades cardiacas. Si tu equipo de cuidado médico sugiere un tratamiento específico para reducir el riesgo de sufrir un ataque al corazón, deberías escucharlo con atención.

77

¿Reducir las grasas en mi dieta podría disminuir el riesgo de enfermedades cardiacas?

En la mayoría de los casos sí, especialmente si son grasas saturadas. Además, debes tener en cuenta que las grasas pueden pertenecer a alguno de los tres grupos:

Grasas saturadas: incrementan el colesterol total en la sangre y el riesgo de enfermedades cardiacas. Suelen ser sólidas a temperatura ambiente y se encuentran en productos animales (carne, mantequilla, manteca, tocino y queso), el coco, la palmera o aceite de palmiste, en las grasas lácteas y en las vegetales hidrogenadas, como la margarina.

Grasas monoinsaturadas: reducen el colesterol total, no afectan los niveles de lipoproteínas de alta densidad (HDL) y pueden disminuir los niveles de triglicéridos. Las encuentras en alimentos como el aceite de oliva, de cacahuate y canola, en las aceitunas, el aguacate y las nueces, excepto las que son poliinsaturadas.

Grasas poliinsaturadas: bajan los niveles de colesterol, pero también pueden reducir los niveles de HDL. Éstas se encuentran en el aceite de maíz, cártamo, soya, girasol y semilla de algodón.

La tabla a continuación resume los efectos de cada tipo de grasa.

Tipos de grasas y sus efectos

Tipo de grasa	Efecto en tu cuerpo	Efecto neto
Grasas saturadas: grasas animales, manteca	Aumenta el colesterol total, incrementa el riesgo de enfermedad cardiaca	✘
Grasas monoinsaturadas: aceites de oliva y canola, nueces y aguacate	Disminuye el colesterol total, no tiene efecto en HDL (colesterol bueno)	✔
Grasas poliinsaturadas: aceites de maíz y cártamo	Disminuye el colesterol total, tiene efectos positivos y negativos en HDL	✔

78

¿Cuál es la diferencia entre colesterol «bueno» y «malo»?

El nivel de colesterol en personas adultas debe ser menor que 100 mg/dl de lipoproteínas de baja densidad. La ADA recomienda que las personas con diabetes revisen sus lípidos al menos una vez al año. Un perfil de lípidos mide los niveles de lipoproteínas de alta densidad (HDL), lipoproteínas de baja densidad (LDL) y triglicéridos.

El colesterol HDL (bueno) lleva el colesterol de todo el cuerpo al hígado, en donde se desecha. Si tus niveles de colesterol HDL son elevados (arriba de 40 mg/dl en los hombres y 50 mg/dl en las mujeres), estás en menor riesgo de sufrir una enfermedad cardiaca.

El colesterol LDL (malo) lleva el colesterol del hígado a los otros tejidos. Al hacerlo, forma depósitos en paredes arteriales y vasos sanguíneos. Los niveles elevados de LDL (arriba de 100 mg/dl) aumentan el riesgo de enfermedades cardiacas. Tu cuerpo almacena grasas extra y calorías, como los triglicéridos, y su nivel debe estar debajo de los 200 mg/dl.

79

¿Qué tanto puede disminuir mi nivel de colesterol si hago cambios en mi dieta?

Puede disminuir el colesterol LDL en 15-25 mg/dl. Por cada 1% que disminuyas tu colesterol total, reduces 2% el riesgo de enfermedades cardiacas. ¿No preferirías disminuir los factores de riego de enfermedades cardiacas cambiando tu dieta en lugar de tomar medicamentos?

Un plan alimentario que tenga como objetivo mantener tu corazón saludable debe ser bajo en grasas saturadas y colesterol; además, las grasas totales deben ser alrededor del 30% de las calorías. Esto ayudará a reducir el colesterol. Comer alimentos ricos en fibra, como los frijoles, puede ayudar a reducir los niveles de colesterol en la sangre (ver el consejo 66). Un nutriólogo puede ayudarte a encontrar la cantidad correcta de grasas, carbohidratos y proteínas que deben contener los alimentos para disminuir el colesterol, mantener un peso saludable y tener un buen control de tu nivel de azúcar en la sangre.

Las siguientes sugerencias pueden ayudarte a ingerir comidas bajas en grasa:

- Come menos carne, queso y tocino
- Selecciona leche y productos lácteos bajos o sin grasa.

- ◊ Elige carnes bajas en grasas y cocina con poca o nada de grasa.
- ◊ Opta por pan sin grasa y alimentos bajos en almidón, como papas, arroz y frijoles.

Recuerda que algunos alimentos azucarados, como los pasteles y los chocolates, también son ricos en grasas.

80

¿Por qué mi doctor me recetó medicina para la presión si la mía apenas está por encima de lo normal?

Un nivel elevado de azúcar en la sangre, combinado con una presión arterial por encima de lo normal, aumenta el riesgo de padecer una enfermedad renal diabética. Las enfermedades renales pueden derivar en insuficiencia renal y en la necesidad de recibir un trasplante de riñón o diálisis. Los doctores pueden identificar las enfermedades renales desde una etapa muy temprana, cuando una pequeña cantidad de proteína (microalbuminuria) aparece en la orina. Algunos medicamentos pueden disminuir la presión arterial, como los inhibidores ACE, también la microalbuminuria y, además, pueden desacelerar el desarrollo de una enfermedad renal.

81

¿Qué cambios tengo que hacer en mi dieta para mejorar la presión arterial?

Si eres sensible al sodio, disminuir la cantidad en tu dieta puede hacer una gran diferencia en tu presión arterial. Una menor cantidad de sodio en tu cuerpo te ayudará a retener menos agua, a tener menos fluidos en las arterias y menos «presión» en tu sistema. El sodio está presente especialmente en la sal de mesa, pero también se usa como conservador y saborizante en alimentos que quizá no sepan salados. Sigue estos consejos para disminuir tu ingesta de sodio:

1. Siempre prueba tu comida antes de pedir el salero.
2. Usa pimienta u otras especias para añadir sabor antes de optar por la sal.
3. Cocina con una amplia variedad de saborizantes, como cebolla y ajo.
4. Añade un poco de jugo de limón a verduras y ensaladas para mejorar su sabor.
5. Evita sazonadores como la sal con ajo y mejor usa ajo en polvo o fresco.
6. Prueba algún sazonador sin sal y lleva un pequeño envase contigo cuando salgas a restaurantes.

7. Cuando vayas a algún restaurante pide que tu comida se prepare sin sal y que la salsa te la lleven por separado.
8. Lee las etiquetas de alimentos preparados y enlatados para evitar los que sean altos en sodio, y busca opciones sin sal o con un contenido reducido.

Recuerda que mientras más natural sea un alimento, menos sal tendrá.

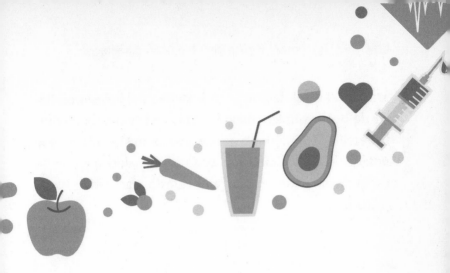

Vivir bien. Controla tu peso y ejercítate

82

¿Cómo influye en mi salud bajar de peso?

Bajar de peso puede reducir el riesgo de desarrollar diabetes, enfermedades cardiacas, alta presión arterial, padecimientos de vesícula, así como cáncer de mama y colon. Si ya sufres alguna de estas enfermedades, perder peso te ayudará a controlarlas mejor. Además, perderás menos tiempo y dinero en los doctores que te atienden.

Las personas que pierden aunque sea una mínima cantidad de peso, de cinco a siete por ciento de su peso inicial (entre 4.5 y 9 kilos), mejoran su salud al reducir la presión

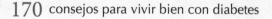

arterial, el nivel de azúcar en la sangre y el colesterol. Bajar de peso también alivia la apnea del sueño, la artritis, la depresión y mejora la autoestima. Aun sin perder peso notarás los beneficios que aporta a tu salud mejorar tu estilo de vida con un plan alimentario y actividad física. ¡Hazlo!

83

¿Debo pagar un programa costoso para perder peso?

No lo recomendamos. Es muy probable que sólo pierdas tiempo y dinero. Los comerciales de este tipo de programas suelen mostrar imágenes del «antes y después» de personas con obesidad para demostrar su pérdida de peso. Lo que estos comerciales no presentan es a la gente que nunca perdió ni un kilo. Más importantes aún, los estudios han demostrado que quien pierde peso rápidamente en un par de meses lo habrá recuperado en menos de cinco años. Además, las dietas bajas en calorías pueden ser peligrosas, pues pueden ocasionar un grave desajuste químico y deficiencias vitamínicas.

Un mejor plan para bajar de peso es hacer pequeños cambios en tu estilo de vida para que pierdas entre 500 gramos y un kilo al mes. ¡En cinco años estos pequeños cambios se pueden convertir en 50 kilos menos! A diferencia de programas dietéticos costosos, hay programas, como Weight Watchers, que sí pueden ayudarte cuando lo necesites o darte consejos para mejorar tu vida. Además, recuerda que tu equipo de cuidado médico puede ser de gran ayuda y darte algún consejo acerca de cómo hacer pequeños cambios en tu vida para cumplir con tu meta de peso.

84

¿Cómo puedo bajar de peso, si siempre como deprisa?

Planifica todas tus elecciones alimentarias con tiempo y aprovecha cada oportunidad para hacer un cambio. Es más fácil comprar verduras listas para consumirse, como ensaladas prelavadas o zanahorias *baby* peladas. También podrías ahorrar un poco de tiempo llevando al trabajo un platillo congelado bajo en calorías para sólo meterlo en el microondas, o frutas y verduras crudas. Incluye también un poco de ejercicio en tu día levantándote del escritorio cada hora para dar una caminata de cinco minutos.

Cuando te sea posible camina a tu destino. Usa un podómetro y trata de agregar unos cuantos pasos más cada día. Mucha gente sube de peso porque darse el tiempo para comer una dieta balanceada y hacer ejercicio no es una prioridad, como trabajar o cualquier otra actividad. Pon tus prioridades en orden y tómate el tiempo necesario para cuidarte.

Para evitar confusión e indecisión plantea objetivos claros y mantente organizado para cumplirlos. Sube las escaleras en lugar de usar el elevador, cena ensalada, haz una lista de compras, cocina en casa, haz lo que sea necesario para mejorar tu vida.

85

¿Cómo puedo bajar de peso y seguir comiendo lo que me gusta?

No tienes que dejar las comidas que más te gustan, lo más importante son las porciones, pues algunos alimentos tienen un contenido graso más alto que otros. Si reduces o eliminas el consumo de esos alimentos, perderás peso. Para conocer el contenido calórico y graso de los alimentos que comes visita una biblioteca, busca en internet o pregunta directamente en tu supermercado. Investiga qué tipos de grasas hay en tus alimentos favoritos. Eliminar al menos un alimento alto en grasas o calorías dará resultado, pero recuerda que hacer ejercicio hace que bajar de peso sea mucho más fácil.

86

¿Tomar agua me ayuda a perder peso?

Es posible. El agua no tiene calorías y ayuda a que te sientas satisfecho. Cada vez más personas preocupadas por su peso y salud han empezado a llevar a todas partes una botella con agua.

Desafortunadamente, muchas personas consumen más refresco que agua. La epidemia de obesidad que afecta a gran parte del mundo está ligada directamente a la popularidad de los refrescos y a la necesidad de tomar cada vez más y más grandes bebidas azucaradas. Si tomas eso en lugar de agua, debes saber que un refresco de 600 ml contiene entre 300 y 400 calorías y de 15 a 20 cucharaditas de azúcar. Los jugos de fruta tienen 12 calorías por cada 30 mililitros, y las bebidas isotónicas de seis a diez calorías. La elevada cantidad de calorías hace que el agua sea una opción muy atractiva, pero si no te gusta el sabor del agua simple prueba el agua mineral. De vez en cuando está bien tomar refrescos *light* o reducidos en azúcar, pero también puedes complementar tu dieta tomando agua.

87

¿Saltarme una comida me ayudará a evitar calorías y bajar de peso?

No. Comer todos tus alimentos, y por ende, todas tus calorías en una o dos comidas, elevará tu nivel de azúcar de manera estratosférica. Hacer comidas más pequeñas pero más seguidas ayuda a que la cantidad de carbohidratos que entra en tu cuerpo lo haga de manera constante y dosificada, eso hace que los niveles de glucosa se mantengan dentro de tu objetivo. Además, ayuda a mantener tu peso bajo control y a necesitar menos insulina.

La frecuencia de tu ingesta alimentaria depende de varios factores, especialmente del tipo de medicamento para la diabetes que uses. Si tomas insulina o medicamentos liberadores de insulina (sulfonilureas, meglitinidas), saltarte una comida puede ocasionar una peligrosa hipoglucemia y puede volverte más hambriento, malhumorado y desconcentrado. La gente que hace esto corre el riesgo de comer de más en su siguiente comida. Las personas que no desayunan están en mayor riesgo de elegir alimentos azucarados y grasos como colación. Siempre come algo dentro de las primeras horas que despiertas.

Tu metabolismo se desacelera cuando no comes. Comer continuamente mantiene tus niveles energéticos altos y le ayuda a tu cuerpo a quemar calorías. Cuidado, comer más seguido no significa comer más calorías. Ve a

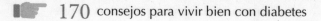

un nutriólogo y aprende a separar tu ingesta calórica a lo largo de todo el día. ¡Tal vez tres comidas y dos colaciones al día podrían ser perfectas para ti!

88

¿Cómo puedo perder peso si de por sí no como mucho?

Si no estás ejercitándote te sorprenderá que una caminata diaria de 30 minutos puede ayudarte a bajar de peso y mantener tu nivel de azúcar bajo control. Caminar quema calorías y baja el nivel de azúcar. Si el ejercicio se vuelve un hábito diario tendrás que ajustar la cantidad de insulina que te suministras y tu comida.

Otra forma de perder peso puede ser reduciendo la cantidad de alimentos que ingieres, por ejemplo, las rebanadas de pan por día. Una rebanada de pan contiene entre 80 y 100 calorías; 30 rebanadas de pan, la cantidad que se consume en un mes, es igual a más o menos medio kilo. Por eso, si eliminas esa rebanada de pan al día, ¡podrías perder hasta seis kilos en un año!

Mantén un diario en el que anotes todo lo que comes en una semana, apunta también cuándo comes y cómo te sientes antes de comer. A mucha gente le sorprende la cantidad de alimentos que consume en un día o que alguna situación en específico la haga comer mal o más de lo normal. Tener un diario de alimentos te ayudará a bajar de peso.

89

¿Tener una dieta baja en calorías puede funcionarme?

Estas dietas sólo son para personas con diabetes tipo 2 que, además, sufren sobrepeso extremo y están en riesgo inmediato de padecer alguna otra enfermedad. La pérdida de peso ocasionada por una dieta baja en calorías (VLCD, por sus siglas en inglés) es rápida y los niveles de azúcar en la sangre caen drásticamente después de unos pocos días. Pero las VLCD no son para los pacientes con diabetes tipo 1 porque puede ponerlos en riesgo de hipoglicemia. Una persona que padezca diabetes y alguna enfermedad renal tampoco debería intentar esta dieta, pues es rica en proteína.

La mayoría de las VLCD están basadas en tomar bebidas que reemplacen alguna comida, o comer carne magra. Estas dietas ricas en proteína están diseñadas para evitar que el tejido muscular se desgaste y, como se consume tan poco alimento, los suplementos vitamínicos y minerales son una obligación. Debido a sus efectos secundarios, las VLCD sólo deben implementarse bajo el cuidado de un médico especialista en diabetes y obesidad.

Desafortunadamente, una VLCD puede ser costosa y, normalmente, el peso que se pierde se recupera en menos de cinco años. Una dieta así puede servir para comenzar, pero para lograr una pérdida de peso permanente tienes que hacer cambios duraderos en tu estilo de vida.

90

¿Cómo puedo conocer mi peso ideal?

Existe un rango de peso ideal para cada persona, éste dependerá de tu edad, sexo, tipo de cuerpo y ubicación de la grasa corporal. Por ejemplo, un hombre o una mujer que mide 1.67 metros debería pesar entre 51 y 68 kilogramos. Habla con tu equipo de cuidado médico y decidan cuál es tu peso ideal.

La gente con un tipo de cuerpo como de manzana, que suele tener la grasa corporal en el torso, cintura y abdomen, puede tener más problemas de salud que aquella con un tipo de cuerpo de pera, que suele acumular grasa corporal en el estómago, la cintura y los muslos. Los problemas de salud para las personas con tipo de cuerpo de manzana pueden ser la resistencia a la insulina, los niveles elevados de colesterol en la sangre, mayores probabilidades de sufrir enfermedades cardiacas y de circulación y una presión arterial elevada.

Para determinar tu tipo de cuerpo utiliza esta proporción de cintura a cadera:

- Mide alrededor de tu cintura o tres centímetros por encima de tu ombligo.
- Mide tu cadera en su punto más ancho.

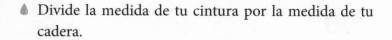

🩸 Divide la medida de tu cintura por la medida de tu cadera.

En una mujer, si la proporción es mayor que 0.8, entonces tiene cuerpo de manzana, si es menor, tiene forma de pera. En un hombre, si la proporción es mayor que 1.0 tiene cuerpo de manzana y si es menor a 1.0 entonces tiene forma de pera.

91

¿Qué es el IMC y por qué es importante?

El índice de masa corporal (IMC) combina tu peso y estatura en un solo número. El IMC puede ser aplicado tanto en hombres como en mujeres y se relaciona con la grasa corporal. La gente con un IMC mayor que 25 tiene más riesgo de sufrir diabetes tipo 2, presión arterial elevada, desórdenes lipídicos, enfermedades cardiovasculares, osteoartritis, apnea del sueño, problemas respiratorios y cáncer.

Para conocer tu IMC:

- Divide tu peso en kilogramos entre tu estatura en metros al cuadrado.
- IMC = peso (kg)/estatura (m²).

Por ejemplo, una persona que pesa 85 kilos y mide 1.50 metros, tiene un IMC cercano a 35.

Las nuevas normas establecidas indican que una persona con un IMC de 25 a 29.9 padece sobrepeso y quien tiene un índice mayor a 30 sufre de obesidad. Ten en cuenta que el IMC es sólo una guía, una persona musculosa y activa puede tener un IMC alto, pero no estar bajo ningún riesgo. Por otro lado, una persona que no hace ejercicio puede tener un IMC bajo, pero tener un índice muy elevado de grasa corporal. Si sufres de sobrepeso u obesidad, la buena noticia es que perder entre 7 y 10% de tu peso mejorará considerablemente el control que tienes de tu diabetes.

92

¿Por qué subo de peso conforme envejezco?

Desafortunadamente, la mayoría de las personas suben de peso al envejecer y se puede deber a varias razones. Con cada año que pasa sueles preferir ejercicio menos extenuante. Por ejemplo, la mayoría de las personas en sus 20 y 30 años corren, juegan tenis o van al gimnasio, pero conforme envejecen prefieren el golf, el boliche y ver la televisión. Según vas disminuyendo tus actividades, tu quema calórica también se desacelera y si sigues manteniendo la misma dieta de antes, subirás de peso.

Además, algunos estudios recientes han demostrado que el cuerpo de las personas de la tercera edad es más eficiente para almacenar las grasas. Esto significa que se necesita más ejercicio para quemar la misma cantidad de calorías. Al envejecer, deberías reducir gradualmente la cantidad de comida que ingieres para mantener tu peso. En general, mientras más delgado seas, más vivirás.

93

¿Puede la resistencia a la insulina ocasionar obesidad?

Nueva evidencia científica ha demostrado lo contrario: sufrir sobrepeso puede ocasionar resistencia a la insulina. La mayoría de las personas están subiendo y no bajando de peso porque están ingiriendo más calorías, entre 100 y 300 más de lo recomendado al día, y ejercitándose menos. La mayoría de los adultos con sobrepeso consumen demasiadas calorías provenientes de alimentos ricos en carbohidratos cuando tratan de evitar las comidas grasosas. Si eres resistente a la insulina y comes demasiados carbohidratos, esto ocasionará una elevación en tu nivel de azúcar, al mismo tiempo que un incremento en el contenido calórico. Para perder peso eficientemente y reducir la resistencia a la insulina, disminuye tu consumo calórico al mismo tiempo que reduces tu ingesta de carbohidratos y grasas. Cualquier dieta con una cantidad de calorías menor a la que comes actualmente te ayudará a perder peso y a reducir la resistencia a la insulina. La clave es encontrar un equilibrio entre todos los grupos de alimentos y que sea más baja calóricamente que tu dieta actual.

94

Suelo comer mucho cuando estoy estresado. ¿Cómo puedo evitarlo?

Aprende a diferenciar entre hambre y apetito. Hambre es la sensación física que alerta al resto de tu cuerpo cuando necesita alimentarse. En cambio, el apetito proviene de la mente y se desencadena por sensaciones y emociones. A continuación, enlistamos algunas maneras de lidiar con la urgencia que sientes de «alimentar tus emociones»:

- Identifica las situaciones que te hacen comer de más. Mantén un diario de cuánto comes, cuándo comes y qué lo provoca.
- Establece patrones alimentarios. No te saltes comidas, eso puede hacer que comas demasiado la próxima vez.
- Limita los alimentos que te tientan. Por ejemplo, si es chocolate, no compres una barra grande; una pequeña puede ser suficiente para satisfacer tu antojo.
- Cambia la forma en la que lidias con el estrés. Cuando te sientas hambriento prueba hacer alguna de estas cosas:
- Ejercicio. Ser más activo es bueno para la mente y el cerebro. Aunque sea salir a caminar o a andar en bicicleta.
- Habla con un amigo o miembro de la familia que entienda por lo que pasas y pueda ayudarte.

🌢 Disfruta de un baño caliente.

🌢 Consiéntete escuchando música, yendo a ver una película o con un masaje.

El estrés puede afectar tu nivel de azúcar en la sangre de varias maneras, por lo que debes platicar con tu equipo de cuidado médico acerca de ellas y cómo puedes evitarlas.

95

¿Cómo puedo decirle «no» a mi familia y amigos que sólo se reúnen para comer?

Puede ser difícil decirle «no» a tus amigos y familiares. Las madres a veces expresan amor por su familia cocinando su comida favorita, o salir con tus amigos puede significar socializar alrededor de la comida. Ésta tiene muchos significados emocionales, por lo que algunas personas pueden sentirse ofendidas si rechazas los alimentos que te ofrecen.

Hablar con las personas acerca de por qué es importante que mantengas un control de tu peso puede ser un primer paso para ayudarlos a entender. A veces puedes sugerir un restaurante de comida saludable o comer sólo un poco de cualquier alimento del menú. Pero algunas personas no aceptarán fácilmente una respuesta negativa. Cuando un «no, gracias» no es suficiente, quizá puedas decir: «Siento que tengo problemas controlando mi peso y mi salud cuando como contigo. Por favor, apoya mi decisión de cuidarme (o cualquier otra decisión que hayas tomado)». Si logras que te apoyen, los dos salen ganando.

96

¿Por qué mi pareja trataría de sabotear mi dieta?

Si miembros de tu familia y amigos tratan de tentarte para que dejes tu dieta o minimices tus esfuerzos, puede ser que te sientas saboteado. Hazles saber que sus palabras o acciones te decepcionan y habla con ellos respecto de qué pueden hacer para realmente apoyarte.

Piensa en tus objetivos y en cómo bajar de peso puede mejorar tus relaciones. A veces, quien trata de sabotearte lo hace porque ama comer y quiere que seas su compañero de festín. Habla de tus metas con convicción para demostrar que estás decidido a conseguirlas. Incluso podrías conocer lo que los demás quieren de ti. A veces tus amigos y familiares pueden querer que tengas éxito, pero al mismo tiempo pueden sentirse agredidos si les pides que mantengan ciertos alimentos fuera de la casa. Tendrás que negociar un plan que sea aceptado y beneficie a todos.

Si tu familia y amigos están conscientes de lo que sienten con respecto a tu plan alimenticio, será mucho más fácil que hables con ellos y los ayudes a ver los aspectos negativos y positivos de tus decisiones. Pero ese no suele ser el caso, normalmente las personas que intentan sabotearte lo hacen sin darse cuenta. Si al hablar con ellos encuentras resistencia o falta de apoyo, busca la asesoría de un terapeuta profesional o pide ayuda a tu equipo de cuidado médico.

97

¿Qué hace el ejercicio?

Los beneficios del ejercicio son muchos. Entre ellos están los siguientes:

- Músculos más fuertes.
- Más energía.
- Pérdida de medio kilo por cada 3 500 calorías quemadas.
- Mejor movilidad y alcance de las articulaciones.
- Mejora la calidad de vida y otorga independencia.
- Estimula una mejor actitud mental y autoimagen.
- Mejora el control de los niveles de azúcar.
- Reduce el riesgo de enfermedades cardiacas y de derrame cerebral.
- Mejora los niveles de colesterol y los lípidos.
- Mejora la presión arterial.
- Mejora el flujo sanguíneo (reduce las posibilidades de enfermedades como la flebitis).
- Mejora el apetito.
- Hace que las relaciones sexuales sean más placenteras.
- Aumenta tu capacidad de jugar con tus hijos o nietos.
- Desarrolla el respeto de tus hijos.

El ejercicio te mantiene joven y saludable. ¿Conoces alguna buena razón para no hacerlo?

98

¿Cómo sé si estoy lo suficientemente sano para ejercitarme?

Antes de empezar a ejercitarte deberías hacerte un examen médico, especialmente si:

- Tienes más de 35 años.
- Tienes más de 10 años con diabetes tipo 2 o más de 15 años con diabetes tipo 1.
- Tu diabetes provocó problemas visuales o renales (retinopatía o nefropatía).
- Padeces de mala circulación en las piernas.
- Sufres de neuropatía, lo que evita que tu ritmo cardiaco se eleve.
- Sufres de presión arterial elevada.
- Fumas.

Tu doctor puede ayudarte a determinar si tienes alguna condición que limite la forma en la cual debas ejercitarte. Si tienes problemas visuales, no hagas ejercicio extenuante, como levantar pesas, o en el que necesites brincar. Si perdiste la sensación en los pies, ten cuidado de no lesionarlos, considera que para ti puede ser mejor nadar que correr. Si sufres de problemas cardiacos es importante que te hagas una prueba de esfuerzo.

99

Llevo 20 años con diabetes tipo 2 y quiero empezar a ejercitarme. ¿Qué tengo que saber?

Empieza despacio, camina, haz yoga o toma una clase de tai chi. Aquí hay algunos consejos que pueden ayudarte:

- Antes de cualquier actividad física, calienta tus huesos, articulaciones y músculos durante 5 o 10 minutos. Puedes agitar los brazos o marchar, por ejemplo.
- Después de calentar, estira con cuidado durante 5 o 10 minutos. Nunca estires tus músculos si están fríos, y no brinques.
- Al ejercitarte, muévete a la velocidad suficiente para que tu corazón y pulmones trabajen.
- Protege tus pies. Usa zapatos cómodos para caminar o corre con plantillas acolchonadas que se ajusten a tu pisada. Ponte calcetines hechos de un material que mantenga secos tus pies.
- Inspecciona tus pies constantemente para encontrar alguna lesión o ampollas.
- Toma agua antes, durante y después de ejercitarte.
- Levanta pesas. ¡Hasta las latas de sopa de un kilo pueden generar músculo y el músculo quema calorías hasta cuando estás descansado! No cargues pesas al

caminar porque eso puede lastimar tus muñecas, codos u hombros. ¡Nunca uses pesas para los tobillos al caminar!

- Mantén las rodillas ligeramente dobladas, nunca tiesas.
- Después de hacer ejercicio enfría durante 5 o 10 minutos, muévete con mayor lentitud e incluso haz algunos estiramientos de yoga.

100

¿Necesito comer algo al ejercitarme?

Si tomas insulina o algún medicamento oral para la diabetes dependerá de tu nivel de azúcar. Revisa tus niveles antes y después de ejercitarte, y también durante si estás haciendo una actividad extenuante. Si tu nivel de azúcar está por encima de 250 mg/dl, no te ejercites hasta tenerlo bajo control. Sigue las siguientes reglas para mantener estables tus niveles de azúcar:

30 minutos de ejercicio de baja intensidad (caminata): si tu nivel de azúcar está debajo de 100 mg/dl antes de ejercitarte, come un tentempié con 15 gramos de carbohidratos.

30-60 minutos de ejercicio de moderada intensidad (tenis, natación, correr): si tu nivel de azúcar está debajo de 100 mg/dl antes de ejercitarte, come un bocadillo con 25-50 gramos de carbohidratos. Si tu nivel de azúcar está entre 100-180 mg/dl, come de 10 a 15 gramos de carbohidratos.

1-2 horas de ejercicio de alta intensidad (basquetbol, esquiar, futbol): si tu nivel de azúcar está debajo de 100 mg/dl antes de ejercitarte, come un bocadillo con 50 gramos de carbohidratos. Si tu nivel de azúcar está entre 100-180 mg/dl, come entre 25 y 50 gramos de carbohidratos. Si tu nivel de azúcar está entre 180-250 mg/dl,

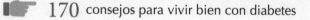

come de 10 a 15 gramos de carbohidratos. Al practicar ejercicio intenso siempre es importante que mantengas un control estricto de tu nivel de azúcar.

101

¿El ejercicio sube o baja mi nivel de azúcar?

Depende de cuánta insulina haya en tu cuerpo. Los músculos usan glucosa, por lo que tu nivel de azúcar baja al ejercitarte y bajará mucho más si tienes mucha insulina en tu cuerpo. Sin embargo, necesitas que la insulina circule en tu sangre, o de lo contrario, tu hígado elaborará más glucosa como respuesta al ejercicio, haciendo que tu nivel de azúcar se eleve.

Siempre revisa tu nivel de azúcar antes de ejercitarte. Si está demasiado bajo, puedes tomar una bebida isotónica; si está demasiado alto, puedes tomar una pequeña dosis de insulina (o lispro) regular. Si está por encima de 300 mg/dl, te recomendamos que mejor esperes un poco a que la insulina que tomaste haga efecto y baje tu nivel a menos de 250 mg/dl. Mientras más intensamente te ejercites, más difícil será predecir si el nivel de azúcar en tu cuerpo subirá o bajará. Si te ejercitas por un periodo prolongado, revisa tu nivel a la mitad de tu entrenamiento. La experiencia te ayudará a predecir los efectos que el ejercicio tendrá en tu nivel de azúcar. Quizá notes que disminuye incluso 24 horas después de un ejercicio pesado.

102

¿Cómo debo ejercitarme para mejorar mi nivel de azúcar en la sangre?

Camina. La gente se sorprende al saber que caminar es un excelente ejercicio. En una caminata de una hora quemas alrededor de 200 calorías, esto significa que perderás medio kilo cada tres semanas si caminas cinco veces a la semana (siempre y cuando no aumentes la cantidad de alimentos que comes). Camina a la plaza, al supermercado o a la tienda de la esquina en lugar de ir en coche. Las caminatas son buenas para los músculos, las articulaciones y difícilmente harán que tu nivel de azúcar se incremente. El ejercicio también puede hacer que tu cuerpo sea más sensible a la insulina y eso puede ayudarte a conseguir un peso más saludable y a controlar mejor tu nivel de azúcar en la sangre. ¡Empieza a caminar hoy mismo!

103

Tengo artritis en la cadera. Además de caminar, ¿es recomendable otro tipo de ejercicio?

Muchas personas con dolor artrítico en la cadera o las rodillas no pueden caminar los 30 o 60 minutos recomendados para mejorar el control de su nivel de azúcar. Puedes hacer ejercicios aeróbicos o estiramientos desde tu asiento o, si lo prefieres, hacer aeróbic en una alberca es otra actividad que no pone presión en tus articulaciones. Si puedes, haz ligeros ejercicios de pie, como tai chi o chi kung, pues son una buena manera de ejercitarte sin impacto. Sin importar el ejercicio que elijas, debe haber un periodo de 10 minutos en el que calientes, de 10 a 30 minutos de ejercicio y 10 minutos de enfriamiento. El ejercicio debe ser lo suficientemente intenso para elevar tu ritmo cardiaco, pero no tanto como para que no puedas hablar. Si no estás en una alberca incluso podrías notar un ligero sudor.

La pérdida de peso no es el único beneficio que trae consigo el ejercicio, también eleva la sensibilidad a la insulina, mejora el flujo sanguíneo al corazón y músculos, y ayuda a controlar los niveles de azúcar. En cualquier programa de ejercicio, siempre consulta a tu equipo de cuidado médico para que te recomienden la actividad que mejor se adecúe a tus necesidades. No dejes que tu artritis te limite al ejercitarte.

104

¿Qué tipo de ejercicio quema suficientes calorías para perder peso?

Para perder medio kilo de peso tienes que quemar 3 500 calorías, no al mismo tiempo, sino a lo largo de varios días. La mayoría de las personas baja de peso ejercitándose cada vez más y reduciendo 500 calorías al día de su ingesta alimenticia.

Si te ejercitas con mayor frecuencia e intensidad, más calorías quemarás. Al decir *ejercicio* no incluimos las actividades del día a día, como la jardinería o pasar la aspiradora. Si te mueves moderadamente todos los días quemarás alrededor de 150 calorías diarias, es decir, 1 000 a la semana. Sin ejercicio y sin cambios en tu dieta perderías alrededor de medio kilo cada tres o cuatro semanas. Una combinación de ejercicio y quehaceres te da un poco de variedad.

Actividad (30 minutos)	Peso 55 kg	77 kg
Baile aeróbico	165 calorías	230 calorías
Ciclismo	110 calorías	155 calorías
Boliche	85 calorías	115 calorías
Jardinería	140 calorías	195 calorías
Golf (caminando)	125 calorías	175 calorías
Excursionismo	165 calorías	230 calorías
Quehaceres	70 calorías	95 calorías
Cortar el pasto	150 calorías	215 calorías
Natación ligera	165 calorías	230 calorías
Tenis	195 calorías	270 calorías
Caminata intensa	110 calorías	155 calorías

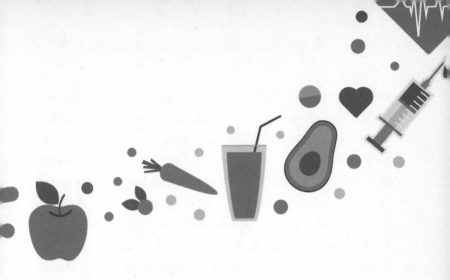

Medicamentos

105

¿Cuál es el mejor medicamento para tratar la diabetes?

Hay muchos factores que ayudan a ti y a tu doctor a decidir qué medicamento es el mejor para tu tratamiento. Las personas con diabetes tipo 2 que padecen sobrepeso a veces liberan cantidades suficientes de insulina desde el páncreas, pero los músculos y células grasos no responden con normalidad y por eso el hígado produce glucosa en exceso. Para esas personas la metformina puede ser una buena elección como terapia inicial porque es efectiva y no causa aumento de peso.

Los pacientes que no tienen suficientes cantidades de insulina pueden tener una mejor respuesta a las drogas sulfonilureas. Otras personas pueden tener problemas justo después de comer, cuando sus niveles de azúcar aumentan. Los inhibidores de la alfoglucosidasa o meglitinidas pueden ser una buena opción. Estos factores, al igual que tus niveles de azúcar actuales y la potencia o fuerza de los medicamentos, pueden ayudar a tu doctor a elegir el correcto para ti. Si bien puede haber varias medicinas para controlar tu nivel de azúcar, otras situaciones, como el costo, la cantidad de tomas que necesitas diariamente, las condiciones médicas preexistentes (llamadas *contraindicaciones*) y posibles efectos secundarios, también determinan qué medicamento es mejor para ti.

106

¿Hay una hora indicada para tomar mis medicamentos?

Depende de cuántas veces al día debas tomarlos. Si es una vez al día, medicarte diariamente a la misma hora en que haces una comida hará que sea más difícil que se te olvide. Si tienes que tomarlos dos veces al día, hazlo con el desayuno y con tu comida de la tarde. Repaglinida (Prandin), nateglinida (Starlix), acarbose (Precose) y miglitol (Glyset) deberían ser tomados tres veces al día, con los alimentos. La metformina se debe tomar con una comida, ya sea dos o tres veces al día en el caso de la de liberación inmediata o una vez en el caso de la prolongada.

107

¿Cómo puedo recordar que debo tomar mis pastillas para la diabetes y evitar que suba mi nivel de azúcar?

La mejor manera es tomándolos siempre a la misma hora en el mismo lugar, como en el baño o en la mesa al desayunar. Si necesitas un poco más de ayuda para mantenerte organizado, puedes usar una caja de pastillas que marque cada día de la semana; puedes comprarla en cualquier farmacia y no suelen ser muy caras. Mientras más pastillas tomes y más complicado sea el horario en el cual debas tomarlas, más probable será que cometas un error, pero ten cuidado, porque no tomar tus medicamentos puede ser muy peligroso para tu nivel de azúcar.

108

¿Qué debo hacer si olvido tomar mi medicamento?

Si es medicamento oral, sigue las instrucciones: si no han pasado más de tres horas desde la hora en la que debiste tomarlo y debes hacerlo dos veces al día, puedes ingerirlo. Si ya pasaron más de tres horas, espera tu siguiente dosis. Si tomas un medicamento de larga duración una sola vez al día, tómalo si no han pasado más de 12 horas desde la hora en que debiste medicarte. De lo contrario, espera tu siguiente dosis para reanudar el tratamiento.

Este plan sólo es para tratamientos orales del tipo sulfonilureas, tiazolidinedionas y biguanidas. Para medicinas como la acarbose o repaglinide, espera tu siguiente comida para tomarlos.

109

¿Si se me olvida tomar mi medicamento, debo tomar dos pastillas la próxima vez?

Como regla general puedes tomar un medicamento oral cuando lo recuerdes. Pero si se te olvidó tomar tu medicina y ya casi es hora de tu siguiente dosis, olvídate de la que perdiste y retoma tu tratamiento con normalidad con la siguiente toma. NO tomes una dosis doble.

Hay algunas excepciones a esta regla: si olvidaste una dosis de repaglinida (Prandin) o nateglinida (Starlix), tomar las dosis sin alimentos podría ocasionar niveles bajos de azúcar, por eso no debes tomarla cuando te acuerdes, sino en tu siguiente comida. Si te saltaste una toma de acarbose (Precose) y miglitol (Glyset), deberías reanudar tu tratamiento con la siguiente comida, ya que su acción depende de la absorción de alimentos ricos en almidón.

110

¿Debería tomar mi medicamento con el estómago vacío o con alimentos?

Normalmente, la mayoría de los medicamentos que se usan para tratar diabetes tipo 2 pueden ser tomados con el estómago vacío o con alimentos. Sin embargo, hay ciertas excepciones:

- El acarbose (Precose) debe tomarse con la primera comida del día para tener un mejor beneficio.
- La metformina debe ser ingerida con alimentos para evitar un malestar estomacal.
- La repaglinida (Prandin) y nateglinida (Starlix) deben tomarse 30 minutos antes o después de la comida para tener un mayor beneficio y evitar niveles bajos de azúcar.

111

Mi doctor quiere que me inyecte insulina, pero yo prefiero tomar pastillas. ¿Qué sugieren?

Si tienes diabetes tipo 1, las pastillas no te funcionarán y tendrás que utilizar inyecciones de insulina. Pero, si tienes diabetes tipo 2, tu cuerpo podría responder a los medicamentos orales. Muchos doctores recomiendan pastillas para los pacientes con diabetes tipo 2 porque son fáciles de tomar y tienen otros beneficios. Dile a tu doctor que quieres tomar pastillas y, si no funcionan, que estás dispuesto a inyectarte insulina. No hay una prueba de sangre que determine cómo responderás a las pastillas, la única forma de saberlo será probando un par de semanas. Si empiezas a ejercitarte o aumentas tu nivel de actividad física, tendrás un mejor control de tu glucosa con pastillas para la diabetes.

Si tienes diabetes tipo 2 y estás pensando en tomar insulina, habla con tu doctor. Muchas medicinas, como la metformina, pioglitazona, repaglinida, gliburida y otras similares han permitido que algunas personas cambien sus inyecciones por pastillas. Siempre hay nuevos medicamentos en desarrollo para la diabetes, así que mantente informado con tu equipo de cuidado médico.

112

Mi doctor cambió mi tratamiento: antes usaba dos medicamentos diferentes y ahora debo utilizar insulina. ¿Eso significa que mi diabetes está empeorando?

No necesariamente, pero puede ser que esté cambiando. En las primeras etapas de la diabetes tipo 2, el páncreas tiene una mayor habilidad de producir insulina que en las etapas más avanzadas. Por ende, los medicamentos que estimulan al páncreas para elaborar más insulina funcionan mejor en las personas que han tenido diabetes por menos de 10-15 años. Con el paso de los años, los niveles de insulina disminuyen y es necesario suplirla con inyecciones.

Otras explicaciones para la elevación de los niveles de azúcar en el cuerpo pueden ser el aumento de peso, una disminución en la cantidad de actividad física, cambios en los hábitos alimenticios, tomas irregulares de medicamentos, enfermedades, infecciones o desequilibrio emocional. Dependiendo de tu nivel de glucosa y demás condiciones médicas, la insulina puede utilizarse temporal o permanentemente.

113

A veces me siento tembloroso, nervioso y sudoroso. ¿Es un efecto secundario de mi medicamento?

Puede ser, especialmente si estás tomando medicamentos de la clase sulfonilurea, repaglinida (Prandin) y nateglinida (Starlix) o sinsulina. Estos síntomas suelen ser una advertencia de que tu nivel de azúcar en sangre está disminuyendo y estás experimentando hipoglicemia. Tu cerebro necesita cierta concentración de glucosa en la sangre y estos síntomas suelen ocurrir cuando tus niveles están debajo de 70 mg/dl. Sin embargo, la concentración exacta en la que ocurren estos síntomas varía de persona a persona.

La causa puede ser el tomar una dosis muy alta de medicamentos o demasiados, saltarte una comida, hacer ejercicio extenuante, una interacción reactiva entre el medicamento para la diabetes y otra medicina, o un cambio en la función del riñón o hígado (u otra disfunción endocrina, pérdida de peso repentina o alguna condición comórbida). Es muy importante que sepas reconocer estos síntomas y descubrir la causa de la hipoglicemia para que puedas tratarla apropiadamente la próxima vez. Si sueles tener hipoglicemia con frecuencia, habla con tu médico, ya que es probable que necesites un ajuste en tu dosis de medicamentos.

114

Mi doctor me advirtió que estoy tomando la dosis más alta posible de glimipirida y que en el futuro necesitaré inyecciones de insulina. Le tengo pavor a las agujas. ¿Hay alguna manera de evitar el tratamiento de insulina?

Depende. Es posible que haya otras opciones y puedas pedir que se retrasen las inyecciones de insulina. Estudios recientes han demostrado que agregar un medicamento que disminuye tu nivel de azúcar de una manera diferente a la de las medicinas que ya estás tomando puede ayudarte a bajar el nivel aún más. Tomar una combinación de medicamentos y seguir tu plan alimentario al pie de la letra puede ayudarte a retrasar el tratamiento de insulina.

Sin embargo, con el paso del tiempo, el páncreas de la mayoría de los pacientes con diabetes tipo 2 deja de producir insulina. En ese momento deben inyectarse para controlar el nivel de azúcar en la sangre. Algunas personas deciden inyectarse una pequeña dosis de insulina por la noche mientras en el día continúan con sus medicamentos habituales. Si bien es normal tener miedo a las agujas, te sorprenderá que las inyecciones de insulina casi no duelen. La insulina entra en la capa grasosa debajo

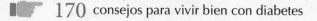

de la piel, donde casi no hay terminaciones nerviosas, se usan agujas cortas de un grosor fino. Una buena preparación en técnicas de inyección puede ayudarte a mejorar tu ansiedad o malestar y, además, te ayudará a adaptarte mucho más rápido a la terapia de insulina.

115

Tengo la diabetes controlada, pero mi doctor me recetó un medicamento. ¿Debo seguir con mi plan alimentario?

Absolutamente. El primer paso para tratar la diabetes tipo 2 es mejorar los hábitos de alimentación, aunado a un plan de ejercicio para lograr el peso deseado y mantener los niveles de azúcar estables. Los medicamentos se suman a la dieta y al ejercicio cuando los niveles de azúcar sobrepasan los indicadores recomendados. Aunque algunos pacientes pueden controlar su nivel de azúcar siguiendo su plan alimentario y ejercitándose, a largo plazo también necesitarán algún medicamento. Por lo general, las medicinas se agregan a una buena alimentación y a la actividad física, usando la dosis más pequeña posible que ayude a conseguir la meta deseada de nivel de azúcar.

Todos los medicamentos (hasta la insulina) funcionan mejor cuando sigues el plan de alimentación que estableció tu nutriólogo. Si sigues tu dieta quizá puedas controlar la diabetes con bajas dosis de una sola medicina. Vale la pena mantener tu ingesta de medicamentos de la manera más simple posible y durante la mayor cantidad de tiempo.

116

¿En cuanto empiece a tomar una medicina nueva se estabilizará mi nivel de azúcar?

Sí. El azúcar en la sangre suele disminuir como reacción a los medicamentos. Pero si tu nivel de azúcar lleva mucho tiempo elevado, tu páncreas no puede reajustarse inmediatamente porque tu cuerpo ha estado usando la insulina ineficientemente. Al interrumpir el ciclo y pasar más tiempo cerca de los niveles normales de azúcar en la sangre, aumentas la capacidad de tu cuerpo para mantenerse ahí. Después de varias semanas de un control mejorado, muchos pacientes se dan cuenta de que necesitan menos insulina o medicamentos para mantener sus niveles estables. Al principio es posible que necesites más medicina para reducir el nivel de azúcar en la sangre, pero la dosis puede bajar mientras tu control de la diabetes mejora.

Algunos pacientes con diabetes tipo 2 que toman medicamentos, que además empiezan a ejercitarse y a comer mejor, se dan cuenta de que después de un corto tiempo pueden dejar de medicarse si mantienen sus demás actividades. Habla con tu equipo de cuidado médico antes de dejar de tomar medicinas; si te dan luz verde, monitorea tu nivel de azúcar continuamente mientras sigues tu plan alimentario y de ejercicio. Pero si hay alguna señal de que tu nivel de azúcar está subiendo, contacta a tu médico.

117

¿Puedo aumentar la dosis de mis medicamentos para mantener mi nivel de azúcar en la sangre durante las vacaciones, cuando sé que comeré más?

En el caso de la terapia de insulina, es posible ajustar la cantidad para que ésta iguale la ingesta de carbohidratos, pero saber cómo ajustar medicamentos orales puede ser más difícil. Incrementar la dosis de tus medicamentos orales durante las vacaciones puede ocasionar una reacción que baje el nivel de azúcar en la sangre. Una mejor idea puede ser apegarte a tu plan de alimentación tanto como te sea posible y aumentar la frecuencia de tus pruebas de azúcar en la sangre para detectar una elevación inesperada en tus niveles.

118

¿Qué medicamentos puedo tomar para tratar la diabetes tipo 2?

Junto con la insulina, hay seis tipos de medicamentos para tratarla, la tabla a continuación los describe. Normalmente, las medicinas de la misma clase no se toman juntas, pues tienen el mismo efecto.

Clases de medicamentos para la diabetes

Clase	Nombre genérico * disponible como genérico	Marca
Inhibidores alfaglucosidasa	Acarbosa	Precose
	Miglitol	Glyset
Biguanidas	Metformina*	Glucophage
	Metformina* (larga duración)	Glucophage XR, Glumetza, otros
	Metformina (líquida)	Riomet
Inhibidores DPP-4	Sitagliptina	Januvia
Meglitinidas (pueden disminuir el nivel de azúcar en la sangre, pero el riesgo es menor que con sulfonilureas)	Nateglinida	Starlix
	Repaglinida	Prandin
Tiazolidinedionas (*TZD*)	Pioglitazona	Actos
	Rosiglitazona	Avandia
Sulfonilureas (estos medicamentos pueden causar un nivel bajo de azúcar en la sangre)	Glimipirida*	Amaryl
	Glipizida*	Glucotrol
	Glipizida* (larga duración)	Glucotrol XL
	Gliburida*	DiaBeta Micronase
	Gliburida* (micronizada)	Glynase PresTab
	Clorpropamida*	Diabinese
	Tolazamida*	Sólo genérico
	Tolbutamida*	Sólo genérico
Medicamentos combinados	Metformina Gliburida*	Glucovance
	Metformina Rosiglitazona	Avandamet
	Metformina Glipizida*	Metaglip
	Metformina Pioglitazona	Actoplus Met
	Metformina Sitagliptina	Janumet
	Pioglitazona Glimipirida	Duetact
	Rosiglitazona Metformina	Avandaryl

119

¿Cómo me ayudan los medicamentos del consejo 118 a bajar mi nivel de azúcar en la sangre?

Funcionan de manera distinta. La siguiente tabla describe el lugar específico del cuerpo en el que actúan y cómo te ayudan a bajar el nivel de azúcar.

Clase de medicamento	Sitio de acción	Acción
Inhibidores alfaglucosidasa (ej. acarbosa, miglito)	Sistema digestivo	Desaceleran la descomposición de almidón a glucosa. Desaceleran la entrada de la glucosa al flujo sanguíneo después de una comida.
Biguanidas (ej. metformina)	Hígado	Disminuyen la producción de glucosa en el hígado.
Meglitinidas (ej. repaglinida y nateglinida)	Páncreas	Estimulan la liberación de insulina por el páncreas como respuesta a los alimentos.
Sulfonilureas	Páncreas	Estimulan la liberación de insulina en el páncreas.
Tiazolidinedionas (ej. pioglitazona y rosiglitazona)	Músculo	Aumentan la absorción de glucosa en el músculo. Mejoran la sensibilidad a la insulina del cuerpo.

120

¿Trabajan igual todos los medicamentos para tratar la diabetes tipo 2?

No. Trabajan de manera diferente y tienen potencias diferentes para bajar el nivel de azúcar en la sangre. Como regla general, las sulfonilureas, repaglinidas y biguanidas son más potentes que las tiazolidinedionas e inhibidores alfaglucosidasa al usarse como único medicamento. La tabla a continuación muestra qué tan eficientes son los diferentes medicamentos para bajar el nivel de azúcar en la sangre.

Eficiencia de los medicamentos para bajar el nivel de azúcar en la sangre

Clase de medicamento	Disminuye el nivel de azúcar en la sangre sin alimentos por:*	Disminuye el A1C por:*
Inhibidores alfaglucosidasa (ej. acarbosa)	10-20 mg/dl	0.5-1.0%
Biguanidas (ej. metformina)	50-70 mg/dl	1.5-1.7%
Meglitinidas (ej. repaglinida)	60-70 mg/dl	1.5-1.7%
Meglitinidas (ej. nateglinida)	60-70 mg/dl	1.5-1.7%
Sulfonilureas	50-70 mg/dl	1.5-1.7%
Tiazolidinedionas (ej. pioglitazona y rosiglitazona)	40 mg/dl	0.8-1.5%

*Cada persona responde de manera diferente.

121

¿Los medicamentos para la diabetes contienen insulina?

No. Ayudan a tu páncreas a liberar más insulina o a que la insulina del cuerpo funcione mejor para disminuir el nivel de azúcar en tu organismo. Por ende, es necesario que tengas un páncreas que produzca y libere insulina para que estos medicamentos funcionen (las excepciones son la metformina, la pioglitazona o la rosiglitazona, que funcionan bien con insulina inyectada). Con el paso de los años, algunas personas con diabetes tipo 2 no son capaces de producir insulina y deben ser tratadas con inyecciones.

122

Tengo amigos y parientes con diabetes tipo 2 y ninguno toma el mismo medicamento. ¿Por qué hay tantas diferencias en el tratamiento?

El tratamiento para la diabetes tipo 1 es simple de entender; como tu páncreas ya no produce insulina, debes inyectarla. En el caso de la diabetes tipo 2, el proceso no es tan sencillo, pues esta enfermedad puede ser causada por varios factores, como un páncreas que no produce la cantidad suficiente de insulina, un hígado que produce demasiada glucosa o células en el músculo incapaces de tomar la glucosa y convertirla en energía. Por eso hay diferentes medicinas para tratar las distintas causas de la diabetes. Además, algunos tratamientos pueden funcionar mediante un mecanismo que no sea una causa directa de la diabetes, como los inhibidores del SGLT-2, por ejemplo. En algunas ocasiones, estas medicinas pueden ser usadas en combinación con alguna otra o con insulina. El objetivo es que tu cuerpo tenga suficiente insulina, sin importar que sea producida en el páncreas con ayuda de medicamentos o inyectada, para que las células puedan usarla como energía.

123

¿Qué tipo de medicamento para diabetes tipo 2 debo usar?

Tú y tu médico deben hablar de esto, ya que hay muchas clases diferentes de medicamentos para tratar la diabetes y el que debes usar depende de las dosis recomendadas, efectos secundarios, riesgo de hipoglicemia, costo y, más importante aún, si te ayuda a llegar a tu meta de nivel de azúcar en la sangre. Si no puedes alcanzar tus objetivos con sólo un medicamento, tu doctor puede recetarte dos o más para controlar tu diabetes.

124

He tenido diabetes tipo 2 durante muchos años y empecé a tomar insulina porque no existían los nuevos medicamentos orales. ¿Es posible controlar mi nivel de azúcar con medicamentos orales, medicina inyectada sin insulina o alguna combinación?

Sí. Algunos especialistas en diabetes han logrado pasar a pacientes con diabetes tipo 2 de terapias insulinodependientes a una combinación de medicamentos orales. Generalmente se les cambiaba de una terapia de medicamentos a insulina porque no había otra medicina diferente de las sulfonilureas. Aunque dentro de ese grupo existían varios medicamentos, todos tenían una estructura química similar y actuaban de la misma manera. Cuando la gente dejaba de responder a este tratamiento, la única opción era la insulina.

Hoy en día, existen nuevos medicamentos que disminuyen el nivel de azúcar en la sangre de diferente manera. Normalmente, respondes mejor a una combinación de medicinas orales si tu requerimiento de insulina diaria es menor que 40 unidades, si tu nivel de glucosa en plasma sanguíneo está entre 90 y 130 mg/dl y has tenido diabetes por menos de 15 años.

125

¿Hay algún remedio herbal para la diabetes?

No sabemos. La dieta y los remedios herbales eran el único tratamiento disponible en el momento en el que se descubrió la diabetes, y así se mantuvo por casi 2 000 años. Las tiendas de alimentos orgánicos suelen tener decenas de productos diseñados específicamente para la gente con diabetes; desde hojas de mora azul y corteza de cerezo salvaje, hasta alimentos preparados como Hysugar y Losugar. Pocos de estos productos han sido examinados y probados para determinar que sean seguros y efectivos. Al ser catalogados como suplementos alimenticios, los remedios herbales no suelen ser regulados por los gobiernos. Sin embargo, ninguno de estos productos regula el nivel de azúcar en la sangre por sí solo.

Tu equipo de cuidado médico te ayudará a determinar si estos productos pueden contribuir a que logres tus objetivos. Algunos doctores y nutriólogos pueden ser escépticos, pero no se negarán a que pruebes algún remedio herbal con moderación, si tienes un buen control de tu diabetes y haces lo necesario para mantenerte saludable.

126

¿Tiene algún beneficio el aceite de pescado?

Posiblemente. La gente con diabetes suele tener niveles elevados de partículas de grasa en la sangre llamadas *triglicéridos* y esto provoca un mayor riesgo de padecer enfermedades cardiacas. Los aceites de una variedad de pescados, como las sardinas, pueden ayudar a disminuir la concentración de triglicéridos en la sangre en personas con diabetes, según los resultados de 26 estudios diferentes. Específicamente, agregar a tu dieta de dos a cinco cucharadas de aceite de pescado puede reducir tus niveles de triglicéridos hasta 50 por ciento.

Desafortunadamente, el aceite de pescado eleva ligeramente los niveles de colesterol LDL, otra partícula grasosa relacionada con las enfermedades cardiacas. Además, el nivel de azúcar en la sangre se incrementó con el uso diario del aceite de pescado. Quizá debas pensar en cambiar la carne roja de tu plan alimentario por pescado sólo unas cuantas veces a la semana. Si tienes niveles elevados de triglicéridos, pregúntale a tu doctor acerca de la posibilidad de incluir una dosis diaria de aceite de pescado.

127

¿Las personas con diabetes tienen necesidades vitamínicas específicas? De ser así, ¿cuáles debería tomar?

Sí. Cuando tu nivel de azúcar en la sangre está elevado, la glucosa llega a tu orina, lo que ocasiona una mayor necesidad de orinar. Esto genera pérdidas excesivas de magnesio, zinc y vitaminas solubles, como la C. Las personas que toman metformina pueden estar en riesgo de sufrir una deficiencia de vitamina B12. Además, las personas con diabetes pueden llevar un plan de alimentación específico y puede no estar bien balanceado. Los multivitamínicos y minerales sin prescripción pueden ayudarte a solucionar estas deficiencias, pero platica con tu doctor de cualquier suplemento adicional que quieras tomar. Lleva una dieta equilibrada, saludable y toma diariamente algún producto mineral y multivitamínico económico.

128

¿Debería tomar una aspirina diaria si tengo diabetes?

Probablemente. La diabetes aumenta el riesgo de morir por complicaciones cardiacas y enfermedades cardio-vasculares. En noviembre de 1997, la ADA concluyó que los tratamientos de aspirina en dosis bajas debían ser prescritos no sólo para pacientes diabéticos con ataques cardiacos previos, sino también para diabéticos que se encuentran en riesgo de enfermedades cardiacas y arteriales. Esto aplica tanto para hombres como para mujeres. Las personas con diabetes están en mayor riesgo de sufrir estas enfermedades, pues sus plaquetas (partes de la célu-las circulando en el torrente sanguíneo que se agrupan y previenen el sangrado) pueden unirse espontáneamente con mayor frecuencia que en las personas sin diabetes.

Sin embargo, tomar aspirinas también tiene sus ries-gos. Puede ocasionar sangrado estomacal o intestinal, por lo que las personas con úlceras sangrantes no debe-rían tomarla, a menos que se trate de aspirinas entéricas de 81-325 miligramos, pues reducen el riesgo. De hecho, algunos estudios han demostrado que la dosis más baja de aspirinas entéricas, 81 miligramos, tiene el mismo efecto para prevenir la agrupación de plaquetas que dosis más altas. Antes de tomar aspirina, platica con tu médico para asegurarte de que sea seguro.

129

Muchos medicamentos que se pueden comprar sin prescripción dicen: «si tiene diabetes, consulte a su médico». ¿Debo seguir esta advertencia? ¿Hay alguna regla general para comprar medicinas sin prescripción?

Sí. Siempre lee las etiquetas cuidadosamente para saber si algún producto contiene azúcar o alcohol. Especialmente, revisa la sección de ingredientes activos e inactivos. Usa tabletas o cápsulas cuando sea posible, pues suelen contener menos azúcar y alcohol que los productos líquidos. Evita los productos combinados diseñados para tratar varios síntomas al mismo tiempo, pues suelen tener ingredientes escondidos que podrían hacerte daño.

Algunos medicamentos que se venden sin receta pueden tener efectos secundarios dañinos que aumenten o disminuyan el nivel de azúcar en la sangre y empeoren algunas complicaciones diabéticas, como las enfermedades renales o nerviosas. Otros pueden afectar condiciones como la presión arterial alta o los niveles elevados de lípidos en la sangre. Por eso es muy importante que leas las etiquetas y hagas caso a cualquier advertencia sobre la diabetes, presión arterial alta o enfermedades cardiacas; si te encuentras con una de estas advertencias o tienes alguna duda, habla con tu médico.

130

¿Debería decirle a mi doctor si estoy tomando algún medicamento que compré sin prescripción?

Sí. Siempre dile a tu médico o farmacólogo de cualquier medicamento sin prescripción que estés tomando. Al igual que todas las medicinas, éstas pueden tener efectos secundarios dañinos, aunque no necesites una prescripción para comprarlas. Tu doctor puede revisar el producto para saber si reacciona de forma negativa con algún medicamento que estés tomando o si podría empeorar cualquier condición médica que tengas. Al platicar con tu médico acerca de esto, asegúrate también de mencionar suplementos dietéticos como vitaminas, minerales y productos herbales como tés.

131

¿El antidepresivo que estoy tomando afectará mi nivel de azúcar en la sangre?

Probablemente no. La depresión es más común en personas con enfermedades crónicas, como la diabetes; de hecho, 40% de los pacientes diabéticos sufrirá depresión en algún momento de su vida. Los medicamentos antidepresivos no suelen repercutir en el efecto de las medicinas orales o la insulina.

Por otro lado, ponerle la atención necesaria al control de tu diabetes puede parecer imposible si padeces depresión. Si bien hay varias formas de tratar la depresión, a veces un tratamiento con medicamentos a lo largo de varios meses puede ayudarte a volver a ser tú mismo. La depresión, en conjunto con la diabetes, puede crear un círculo vicioso en el que un elevado nivel de azúcar te haga sentir adormilado y eso te quite la energía necesaria para hacer ejercicio, algo que te ayudaría a bajar el nivel de azúcar en la sangre y a sentirte mejor física y mentalmente. Tratar tu depresión puede romper el círculo vicioso y ayudarte a comer mejor y a ejercitarte para que te sientas bien todo el tiempo.

132

¿Puedo usar pastillas anticonceptivas si tengo diabetes?

Parecen ser seguras para las mujeres con diabetes y, sin duda, son mejores que un embarazo para el que no estás preparada. Los especialistas no han acordado cuál es el mejor método anticonceptivo para las pacientes diabéticas. Esto se debe a que, bajo algunas circunstancias, las píldoras anticonceptivas con estrógeno pueden afectar los niveles de azúcar y colesterol en la sangre; por esa razón, algunos doctores no las prescriben a mujeres diabéticas.

Sin embargo, algunos estudios han demostrado que el nivel de azúcar en la sangre no varía entre mujeres que toman pastillas anticonceptivas y quienes no lo hacen. Lo mismo se puede decir de los niveles de colesterol y de lípidos. Por otro lado, existen otros métodos anticonceptivos que no elevan el nivel de azúcar, como el diafragma. Habla con tu médico acerca de cuál anticonceptivo es el indicado para ti.

Si sufres de enfermedad vascular periférica (problemas de circulación sanguínea), las pastillas anticonceptivas pueden aumentar el riesgo de coágulos. Sin embargo, las dosis de estrógeno empleadas en las píldoras suelen ser mucho menores a las que contenían anteriormente, por lo cual este problema ya no es tan común.

Las mujeres que fuman o tienen diabetes están en mayor riesgo de desarrollar alguna enfermedad cardiovascular, como puede ser un derrame cerebral o coágulos en las arterias principales. Para minimizar este riesgo, usa un producto bajo en estrógeno, mantén tus niveles de azúcar bajo control y no fumes. Las mujeres mayores de 35 años que son fumadoras asiduas (más de 15 cigarros al día) no deberían tomar pastillas anticonceptivas, ya que su riesgo de derrame cerebral, paro cardiaco y coagulación arterial es mayor. Sería recomendable que todas las mujeres dejaran de fumar, preferentemente con el apoyo de un grupo de ayuda, o mínimo, usar un método anticonceptivo diferente a las pastillas.

133

¿Por qué se eleva mi nivel de azúcar si tomo prednisona para tratar mi asma?

La prednisona es empleada para tratar condiciones como el asma u otros problemas pulmonares. Actúa como una hormona llamada *cortisol* que el cuerpo produce naturalmente. Tanto la prednisona como el cortisol hacen que el cuerpo genere glucosa cuando no se están consumiendo alimentos, esto suele suceder por la noche, lo cual puede empeorar tu diabetes. El cortisol es una de las llamadas *hormonas del estrés*, ya que el cuerpo lo usa para lidiar con ciertas situaciones, como los accidentes, las infecciones o las quemaduras. Ésa es una de las razones por las que tu cuerpo necesita más insulina para mantener el nivel de azúcar estable cuando tienes una infección.

Si estás tomando prednisona y tienes diabetes quizá sea necesario que tomes más de tu medicamento prescrito. Tu equipo de cuidado médico te ayudará a modificar tu tratamiento hasta que puedas dejar de tomar la medicina. Los efectos de la prednisona en tus niveles de azúcar desaparecerán un día o dos después de que dejes de tomarla.

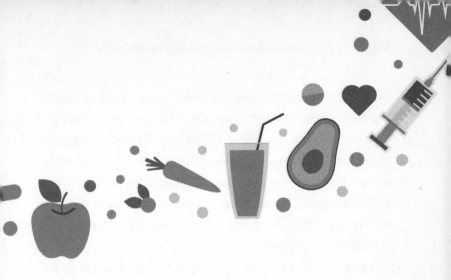

Problemas de los pies

134

¿Si padezco diabetes, tendré problemas en los pies?

Las personas que padecen diabetes tienen los mismos problemas en los pies que la gente sin esta enfermedad; callos, juanetes, uñas enterradas, artritis y huesos rotos. Sin embargo, estos problemas ordinarios pueden ser más serios para los pacientes diabéticos si, además, sufren neuropatía diabética o pobre circulación.

Las personas con daño nervioso ocasionado por la diabetes no tienen sensación en los pies y, por ende, no sienten lesiones, irritaciones o incluso áreas lastimadas. Pueden llegar a caminar presentando una lesión que causaría dolor a una persona no diabética, y podrían ocasionar una úlcera o lastimarse aún más. Una vez que la piel se rompe, la úlcera puede infectarse. El flujo sanguíneo transporta oxígeno, glóbulos blancos que atacan a la bacteria y nutrientes necesarios para sanar las heridas. También transporta los antibióticos que tomas, pero si no tienes un buen flujo sanguíneo en los pies, una úlcera puede ser difícil o imposible de sanar y, si no la atiendes, las infecciones del pie pueden derivar en una amputación.

135

¿Por qué es importante que cuide tanto mis pies?

Si quieres mantenerte activo y ser independiente toda tu vida, tengas diabetes o no, debes tener pies saludables. La mayoría de las personas se pueden dar el lujo de no pensar en sus pies, pero los diabéticos no. Al ser afectados por dos complicaciones diferentes: una pobre circulación sanguínea y la neuropatía diabética, puede facilitarse la aparición de úlceras que no sanarán. Éstas pueden terminar en una amputación y eso limitará lo que puedes hacer por tu propia cuenta.

La buena noticia es que al cuidar tus pies previenes cualquier complicación diabética. Si atiendes tus pies diariamente y vas al doctor en cuanto creas necesitarlo, evitarás infecciones que puedan terminar en una amputación. De hecho, al menos 50% de las amputaciones en pacientes diabéticos pudieron haber sido evitadas de esta manera. Protege tus pies.

136

¿Qué es la neuropatía periférica?

Es el nombre que se le da al daño en los nervios motrices y sensoriales, es decir, los encargados de ayudar a moverte y tocar todo lo que te rodea. *Periférico* significa «en las orillas o lejos del centro». En este caso, los pies son lo más lejano del centro del cuerpo. *Neuro* simboliza los nervios y *patía* significa «enfermedad». Porque los nervios más largos son los primeros en ser afectados; los pies y las manos presentan síntomas como hormigueo, quemazón o entumecimiento. Si piensas en el sistema nervioso central como la instalación eléctrica de tu casa, entonces los cables de las luces y los electrodomésticos son los nervios periféricos, y la caja de fusibles es el sistema nervioso central (el cerebro y la médula espinal).

Cuando los nervios motrices se dañan, los músculos de los pies pueden debilitarse e incluso cambiar de forma. Los dedos del pie pueden enroscarse y la almohadilla de la planta del pie se transforma de tal manera que ya no protege la piel. Como resultado, los huesos pueden acercarse demasiado a la piel y ocasionar callos. El daño nervioso sensorial evita que sientas dolor, entonces los callos se convierten en úlceras sin que lo sepas.

137

¿Cómo ocasiona la diabetes el daño nervioso?

Nadie lo sabe con certeza, aunque sí se ha comprobado que un nivel elevado de azúcar es parte de la causa. Lo que sí sabemos es que tener los niveles de azúcar bajo control puede disminuir las posibilidades de padecer neuropatía. Las personas con un nivel elevado de azúcar en la sangre o que hayan sido diagnosticadas desde varios años antes con diabetes tienen mayor riesgo de padecer neuropatía.

Hay muchas teorías en torno de cómo afecta a los nervios el nivel de azúcar. Una hipótesis es que el azúcar cubre las proteínas en los nervios y por eso no funcionan normalmente. Otra teoría es que los niveles de azúcar en la sangre interfieren directamente con las reacciones químicas en los nervios, y posiblemente llegan a dañar la capa aislante de las células alrededor de éstos. Podría ser también que un nivel elevado de azúcar en la sangre dañe los diminutos vasos sanguíneos que suministran el oxígeno y los nutrientes. Los investigadores están trabajando para entender la causa de la neuropatía y encontrar tratamientos para evitar el daño que ocasiona.

138

¿Cómo sé si sufro de neuropatía periférica?

Si has tenido diabetes por más de 10 años y no logras mantener tu nivel de azúcar cerca de los niveles normales, seguramente tienes algún síntoma de daño nervioso. Esta enfermedad afecta hasta a 75% de los pacientes diabéticos. ¿Tienes debilidad muscular, sientes calambres constantes, sensaciones de adormecimiento en las extremidades, hormigueo, cosquilleo o quemazón en pies y piernas? ¿Te incomodan los pies por la noche? ¿Has sufrido desmayos, vómitos o cambio en tus hábitos intestinales, control de vejiga o funciones sexuales? Todos estos síntomas pueden ser también una señal de daño nervioso diabético.

No hay una prueba específica para el daño nervioso diabético; normalmente, si tienes dos o más síntomas y además tus resultados son positivos en una prueba de pérdida de sensación, es decir, si no puedes sentir el tacto de un cable de plástico o la vibración de un diapasón en la planta del pie, se te diagnosticará con neuropatía.

139

¿Puede la diabetes ocasionar más de un tipo de neuropatía?

Sí. El daño nervioso diabético puede afectar tres tipos diferentes de nervios en tu cuerpo: los que usas para sentir (neuropatía sensorial), los que van a los músculos (neuropatía motor) y los que controlan las actividades automáticas, como el flujo sanguíneo y la digestión (neuropatía autonómica). Con el daño sensorial es posible que no sientas frío o calor y experimentes hormigueo, dolor o adormecimiento. Cuando esto ocurre en tus pies, es más probable que sufras una caída. Con el daño a los nervios motores, tus músculos se debilitan y puedes desarrollar alguna deformidad en el pie, como el dedo en martillo.

El daño a los nervios autónomos puede afectar gravemente varios órganos, como el corazón, el estómago o los sexuales. También puede perjudicar tu ritmo cardiaco y presión arterial, causar gastroparesia, hipoglicemia y disfunción eréctil, e interferir con la función de la vejiga, ojos y glándulas productoras de sudor.

La mejor manera de prevenir daño nervioso es manteniendo un nivel de azúcar en la sangre cerca de lo normal. Tener un buen control puede ayudarte a aliviar los síntomas de la neuropatía crónica, pero quizá no te sirva para revertir un daño extensivo sufrido anteriormente, como puede ser tener los pies completamente entumecidos.

140

¿Hay algún tratamiento para la neuropatía periférica?

El mejor tratamiento es mantener tu nivel de azúcar en la sangre bajo control. Los nuevos estudios han demostrado que tener un nivel constantemente cercano a lo normal puede prevenir que empeore el daño nervioso que ya tengas. Ten en cuenta que si empiezas a tomar insulina o sulfonilurea y mejoras el control de tu azúcar, el dolor puede incrementarse un poco en lo que tu cuerpo se acostumbra a un nivel más bajo de azúcar.

Medicamentos como antidepresivos, anticonvulsionantes (medicina epiléptica), relajantes musculares, anestesia local (como parches de lidocaína), drogas antiinflamatorias, vitaminas, aceite de prímula y cremas de capsaicina hechas a base de chiles han sido usadas para tratar los síntomas de la neuropatía. Las terapias físicas, como ejercicios de estiramiento, masajes y estimulación nerviosa eléctrica, también han sido comprobadas como un tratamiento efectivo.

Aunque algunos estudios de estas terapias han demostrado mejoras en algunos pacientes y sus dolencias, no hay un tratamiento que funcione para todos. Puede ser difícil que encuentres un tratamiento que te funcione; habla con tu equipo de cuidado médico acerca de tus síntomas y prueba el tratamiento que ambos crean apropiado. Si no funciona, coméntale a tu doctor y busquen otra solución.

141

¿Qué es la enfermedad vascular periférica?

La enfermedad vascular periférica (EVP) es conocida comúnmente como: «tener una circulación pobre», y se refiere específicamente a un bloqueo de la circulación sanguínea en los pies. Una acumulación de placa en las arterias que transportan sangre a los pies puede ocasionar que las arterias se engruesen y endurezcan. La gente que no padece diabetes también tiene este problema, pero suele aparecer con mayor frecuencia a una edad más temprana en los pacientes diabéticos. De hecho, la EVP es 20 veces más común en personas con diabetes que en el resto de la población.

Otros factores que te ponen en riesgo de desarrollar EVP son fumar, la desnutrición, la falta de ejercicio, los niveles de grasa elevados (incluyendo el colesterol) y un control deficiente de los niveles de azúcar. Hombres y mujeres tienen el mismo riesgo de padecer esta enfermedad a cualquier edad. Puedes evitar o limitar los riesgos de desarrollar EVP dejando de fumar y controlando lo más posible tus niveles de azúcar y colesterol. Ve con un nutriólogo cuando necesites ayuda y suma ejercicio a tu estilo de vida.

142

¿Cómo sé si tengo una circulación pobre en mis pies y piernas?

La señal distintiva de una mala circulación es el dolor o los calambres en la pantorrilla o los muslos al caminar distancias cortas. Este dolor es una señal de que los músculos no están recibiendo el oxígeno necesario. Si disminuyes el paso o te detienes a descansar por unos minutos, el oxígeno se recupera y entonces puedes caminar un poco más antes de que el dolor reaparezca. El término médico de esta condición es *claudicación intermitente*.

Otras señales de una mala circulación pueden ser dolor al descansar del ejercicio, úlceras que no sanan, pulsaciones ausentes o débiles en los pies y piernas, disminución en la presión arterial de los pies y piernas o ausencia de vello en las piernas. Un ligero tono azul o morado también puede ser un síntoma de problemas circulatorios, especialmente cuando tienes los pies colgando o hace frío.

Si crees tener una mala circulación en los pies, pídele a tu doctor que la evalúe. Los problemas circulatorios son causados por bloqueos en las arterias que llevan sangre a los pies, para liberarlas puede ser necesaria una operación vascular. Un simple tratamiento para mejorar los síntomas es caminar todos los días, este ejercicio puede obligar a que las arterias se amplíen y así mejore la circulación a tus pies y piernas.

143

¿Debería revisar mis pies todos los días, aunque no me duelan?

¡Sí! Hazlo al final del día y busca irritaciones, cortaduras o zonas en donde el zapato esté lastimándolos. Las personas con diabetes pueden perder la sensación en los pies y desarrollar úlceras abiertas sin saberlo, pues no sienten dolor. Sin atención médica, estas úlceras pueden irritarse y no sanar correctamente. Aunque tu equipo de cuidado médico debería revisar tus pies, tú también inspecciónalos de cerca para encontrar zonas rojas o sangre.

Es esencial que tus zapatos sean cómodos y te queden muy bien, además, siempre debes usar calcetines o medias para que acolchonen el espacio entre tus pies y el zapato. Si tienes pies que no se acomodan a una talla específica, puedes mandar a hacer un calzado especial. Mientras más tiempo padezca diabetes una persona, más comunes serán todos estos problemas; pero recuerda que prevenir úlceras en los pies es más fácil que tratar de curarlas.

144

¿Cómo sé si tengo una infección?

Algunas señales son:

- Enrojecimiento
- Hinchazón
- Aumento de temperatura
- Dolor, sensibilidad o movimientos limitados en la parte afectada
- Pus o filtraciones de la herida.

Si tienes uno o más de estos síntomas, acude a un doctor para que revise tu herida y determine si tienes una infección o no.

Otros síntomas de que una infección se ha extendido más allá del área afectada son: fiebre, escalofríos o un nivel inusualmente alto de azúcar en la sangre. Si tienes cualquiera de estas señales de advertencia, ve inmediatamente con un médico o a la sala de emergencias si tu doctor de cabecera no puede atenderte.

145

¿Debería preocuparme una pequeña ampolla roja ocasionada por caminar con zapatos nuevos?

¡Sí! Quizá veas una pequeña ampolla y pienses que no es nada serio, pero puede serlo. Si la ampolla se revienta, las bacterias pueden entrar en la herida y causar no sólo una infección en el pie, sino en el hueso, que es muy difícil de tratar y puede derivar en amputación.

Lava tus pies de inmediato y cuidadosamente con agua y jabón y sécalos bien. Después, pon un poco de ungüento antibiótico en un vendaje y tapa la herida. De inmediato, llama a tu equipo de cuidado médico y avísales que tienes una úlcera en tu pie, deberán valorarla para decidir si tienes que tomar antibióticos o no. Finalmente, deja de usar los zapatos que ocasionaron la ampolla, el calzado que uses debe ser apropiado para tus pies. Un par de zapatos cómodos es una de las mejores inversiones que puedes hacer para prevenir problemas futuros.

146

¿Por qué siento que me queman los pies en la noche cuando trato de dormir?

Es porque los nervios han sido afectados por la diabetes. La *neuropatía dolorosa* es un término utilizado para describir los pies diabéticos que duelen sin causa aparente. Quienes la padecen la suelen describir como una sensación de cosquilleo o una quemadura en los pies y piernas que resulta más evidente por la noche, cuando hay menos distracciones. Es posible que también experimentes calambres en las piernas con frecuencia.

Dado que la neuropatía dolorosa es difícil de curar una vez consolidada, el mejor tratamiento es prevenirla controlando tus niveles de azúcar. Se presenta con mayor frecuencia en hombres y en personas que han tenido diabetes por muchos años, son altos, fuman o tienen un nivel descontrolado de azúcar en la sangre.

Existen tratamientos para minimizar el dolor y que suelen funcionar en 50% de quienes los prueban; involucran el uso de antidepresivos, algunas medicinas cardiacas y cremas hechas a base de chiles (capsaicina). Estas cremas se untan en los pies para desensibilizarlos. Si no encuentras alivio con estos tratamientos, no te preocupes, el dolor de la neuropatía suele disminuir con el tiempo.

147

¿Qué puedo hacer para aliviar el entumecimiento en los pies?

Éste es un padecimiento muy serio. Mientras la mayoría de las personas irá al doctor al sentir dolor en el pie, tú no lo detectarás. ¡Debes revisar tus pies tocándolos con las manos y viéndolos de cerca todos los días!

Controlar tu nivel de azúcar en la sangre puede ayudarte a prevenir que el entumecimiento empeore. Si es necesario que acudas con un podólogo para que ajuste tus zapatos, hazlo e investiga si necesitas un calzado especial para proteger tus pies. Antes de ponerte los zapatos revísalos, busca cualquier cosa que pueda lastimarte tanto dentro como pegado a la suela; asegúrate de que tus calcetines no estén arrugados o doblados, quizá te convenga cambiar de calcetines a unos sin costuras para evitar presión sobre tus dedos.

Si el entumecimiento resulta sumamente incómodo, platica con tu equipo de cuidado médico y discutan las opciones de tratamiento disponibles para la neuropatía. Cuando notes una lesión o que la forma de tus pies ha cambiado, visita a un especialista cuanto antes. ¡No esperes a que se infecte!

148

¿Tiene algo que ver el dolor en los pies con un nivel elevado de azúcar?

Probablemente, en especial si has tenido un nivel elevado durante muchos años y el dolor ha persistido varios meses. Los nervios funcionan mejor cuando el nivel de azúcar está más cercano a lo normal. Si el dolor es insoportable, acude con tu equipo de cuidado médico; muchas personas notan que este dolor disminuye cuando sus niveles de azúcar bajan a una medida normal. Algunas personas sienten dolor hasta cuando las sábanas tocan sus pies; si esto te sucede, coloca un aro sobre la cama y pasa tus pies debajo para evitar que las cobijas entren en contacto con tu cuerpo. Esto podría brindarte un poco de alivio hasta que disminuya tu nivel de azúcar.

Si el problema persiste a pesar de que logres un mejor control en tu nivel de azúcar, entonces un poco de crema de capsaicina en la zona afectada puede ayudar. Otras terapias o medicamentos también están disponibles; platica con tu equipo de cuidado médico acerca de cuál es la mejor opción para ti.

149

¿Mi peso puede afectar a mis pies?

Por supuesto. Mientras más pesemos, mayor estrés transmitimos a nuestras rodillas, tobillos y pies. Muchas personas con dolor en los pies pueden encontrar alivio simplemente bajando unos cuantos kilos. El dolor en el talón suele estar ligado al peso y la artritis en las rodillas y pies es peor en las personas con sobrepeso.

La gente que padece obesidad tienen un andar diferente a las personas que no la tienen; su pisada es más amplia, pues sus muslos obligan a las piernas a extenderse de más hacia fuera. Esto hace que el peso corporal caiga sobre la parte interna del pie y cambie por completo la forma en la cual se camina. El resultado es un incremento de presión sobre los tendones, ligamentos y articulaciones de los pies.

Si sufres de neuropatía diabética, tu peso es aún más importante. El estrés de esos kilos extra sobre unos pies entumecidos aumenta las probabilidades de que desarrolles úlceras y la enfermedad de Charcot (deformidad en el arco del pie que puede resultar en hinchazón, enrojecimiento y hasta huesos rotos).

Si estás embarazada, tus pies pueden cambiar de forma y tamaño, y no recuperarse hasta seis meses después de que nazca tu hijo. En algunos casos se mantienen así para siempre. Trata de usar zapatos cómodos y con soporte, como los tenis para correr. Los tacones no son una buena idea para nadie, pero debes evitarlos aún más si estás embarazada.

150

¿Tiene algo que ver mi plan alimentario con mis pies?

Sí. Como ya sabes, conseguir un nivel de azúcar en la sangre más cercano a lo normal puede disminuir la posibilidad de que sufras daños nerviosos o circulatorios. Seguir un plan de alimentación, ejercitarte con regularidad y tomar medicina si es necesario es esencial para conseguirlo. Además, sabemos que todo lo que comes repercute en tu salud, piel, músculos y huesos. Tu dieta también afecta las grasas presentes en la sangre y tiene una función importante en la circulación y prevención de enfermedades de circulación periféricas.

Un plan alimentario desequilibrado con demasiados alimentos procesados (harina blanca, azúcares y grasas) y pocas frutas y verduras puede dejarte sin armas para pelear contra las bacterias y hongos que ataquen tu piel. Por eso, las dietas para pacientes diabéticos son las mismas que el resto de la población debería seguir. Las vitaminas y minerales que obtienes de las frutas y verduras son sumamente importantes, pero también debes asegurarte de estar recibiendo suficiente calcio y magnesio para tus huesos. Si necesitas ayuda diseñando o modificando tu dieta, habla con un nutriólogo, sólo así lograrás cumplir todos tus objetivos y controlar tu nivel de azúcar en la sangre.

151

¿Puede ayudarme mi seguro de gastos médicos a pagar mis zapatos terapéuticos?

Algunos seguros sí lo hacen si cumples con los criterios requeridos. Este beneficio puede ser aplicado también para zapatos hechos a la medida, con profundidades específicas, plantillas y otras modificaciones.

Para poder aprovechar este plan, tu médico deberá confirmar que estás bajo cuidado diabético, mostrar evidencia de que padeces una enfermedad del pie y necesitas calzado especial. Un podólogo debe dar la receta y otro más entregar los zapatos. Recuerda, siempre debes comprar zapatos con un distribuidor autorizado. En algunos casos, tu seguro médico puede pedirte que llenes algún formulario, asegúrate de hacerlo correctamente y, si tienes alguna pregunta, no dudes en resolverla con tu equipo de cuidado médico, asegurador o podólogo.

En la mayoría de los casos, tú deberás pagar los zapatos y después el seguro te reembolsará una cantidad según tu plan. Antes de comprar los zapatos, pregunta en tu aseguradora hasta qué cantidad estás cubierto. Aunque el proceso puede ser largo y tedioso, puede ayudarte a evitar enfermedades del pie.

152

No quiero tener problemas en los pies, ¿cómo sé si los tenis que uso son los correctos?

Siempre es mejor comprar zapatos en una tienda en donde los vendedores puedan medir tus pies y asesorarte acerca del tipo de calzado indicado para ti. Un podólogo certificado también puede ayudarte a hacer esto y a encontrar calzado que no tenga puntos de presión sobre tus pies. Al comprar zapatos nuevos, úsalos sólo por unas cuantas horas y después revisa tus pies para ver si hay zonas rojas o irritaciones provocadas por tu nuevo calzado; incluso los zapatos de tu talla pueden tener alguna costura que lastime tu pie. Si es necesario, usa calcetines gruesos para evitar ampollas.

Los tenis se han convertido en un calzado sumamente tecnológico y suelen tener diferentes características para varios tipos de ejercicio. Siempre es buena idea comprar unos acolchonados, ya que eso reduce el desgaste de tus articulaciones. Busca en la *Sección amarilla* o en internet tiendas especializadas en tenis, o el consultorio de un podólogo.

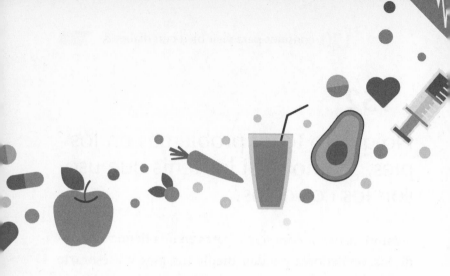

Complicaciones diversas

153

¿Pueden predecirse las complicaciones diabéticas?

A veces. Sabemos que algunos factores, como mantener constantemente un nivel elevado de azúcar en la sangre, suelen significar el desarrollo de otras complicaciones diabéticas, pero no podemos predecir quién tendrá qué complicación. Aun así, las investigaciones pueden ser útiles e informativas. Por ejemplo, un estudio trató de determinar las causas de las enfermedades visuales, renales y amputaciones entre 2 774 pacientes diabéticos. Esta investigación demostró que las personas de la tercera edad y con un menor grado de educación están en mayor riesgo de sufrir éstas y otras complicaciones.

El mismo estudio demostró que otros factores también son importantes. En las personas con diabetes tipo 1, la combinación de presión arterial alta y tabaquismo era el factor más común para predecir las complicaciones diabéticas. Para los pacientes con diabetes tipo 2, no buscar atención médica en el momento correcto es la señal más clara de que las complicaciones están por venir. Aunque nunca podemos estar cien por ciento seguros de que desarrollarás una complicación diabética, sí sabemos que podemos minimizar el riesgo controlando tu nivel de azúcar y presión arterial, ayudándote a dejar de fumar y trabajando en conjunto con un equipo de cuidado médico.

154

¿Qué tipos de problemas visuales causa la diabetes?

La diabetes es la principal causa de ceguera en Estados Unidos de América; afortunadamente, muchos problemas de la visión son tratables si se diagnostican en una etapa temprana. Uno de los problemas más serios causados por la diabetes es la retinopatía. Esta enfermedad causa el crecimiento de los vasos sanguíneos en la parte trasera del ojo, que pueden sangrar fácilmente, lo cual nubla la vista y cicatriza permanentemente la retina.

Las personas con diabetes también pueden sufrir cataratas (un empañamiento permanente del ojo), «flotadores» que interfieren temporalmente con la vista y una hinchazón de los nervios del ojo que puede ocasionar daño permanente; esto también es conocido como *edema macular*. Una función anormal de los nervios que controlan los músculos del ojo puede ocasionar que veas doble; si esto sucede, acude de inmediato con un oculista para descartar que haya sido ocasionado por algo más, como un microinfarto cardiaco. Las cataratas pueden ser corregidas con cirugía; la terapia láser ayuda a detener el edema macular o retinopatía si se efectúa antes de que el daño sea demasiado extenso.

Una visita anual a un optometrista especialista en enfermedades diabéticas es la mejor forma de detectar algún problema en una etapa temprana. Mantener tu nivel de azúcar lo más cercano a lo normal también puede reducir el riesgo de sufrir alguna enfermedad ocular.

155

¿Si tengo diabetes corro mayor riesgo de desarrollar problemas de tiroides?

Puede ser. La glándula tiroides secreta la hormona tiroidea, que sirve para darte energía y mantener otros órganos de tu cuerpo. En los pacientes con diabetes tipo 1 es común que esta hormona se secrete en niveles bajos, lo que se conoce como *insuficiencia tiroidea*.

Recomendamos que te hagas al menos una vez al año una prueba de sangre para conocer el estado de tu hormona tiroidea, especialmente si te sientes más cansado de lo normal o presentas algún otro síntoma, como estreñimiento, piel seca, o si tienes frío todo el día. El tratamiento es sencillo y económico, y es sumamente importante porque cuando una insuficiencia tiroidea no se trata a tiempo puede ocasionar serios problemas médicos. No dudes en pedirle a tu doctor que te haga una prueba tiroidea, recuerda que los problemas médicos que no son causados directamente por un nivel elevado de azúcar en la sangre también son peligrosos para los pacientes diabéticos.

156

¿Por qué tengo uñas gruesas y separadas del dedo?

Puede ser que tengas una infección fúngica (ocasionada por hongos). Este tipo de infecciones de la piel, como el pie de atleta, son muy comunes en los pacientes con diabetes y suelen atacar partes inusuales del cuerpo, como las uñas, el cuero cabelludo o la entrepierna. Una infección fúngica en las uñas no es una seria amenaza a tu salud, pero puede hacer que éstas se vuelvan frágiles y poco estéticas. Ten mucho cuidado, si te rascas con una uña infectada puedes contagiar otras partes del cuerpo.

Recurre a tu equipo de cuidado médico o a un dermatólogo para tratar cualquier infección. Para confirmar el diagnóstico se debe tomar una prueba de debajo de la uña y examinarla al microscopio. Las infecciones de las uñas son particularmente difíciles de curar y es posible que necesites como tratamiento medicamentos orales durante varios meses. Algunas de estas medicinas pueden dañar tu hígado o médula, por lo que necesitarás hacerte una prueba de sangre al menos una vez al mes. Después de tanto esfuerzo, quizá seas recompensado con uñas saludables de nuevo.

157

¿Soy más propenso a desarrollar infecciones en la piel si tengo diabetes?

Es posible. Las personas con diabetes que sufren sobrepeso o tienen constantemente un nivel de azúcar elevado corren un mayor riesgo de desarrollar infecciones en la piel que las personas delgadas con niveles de azúcar normales. Esto se debe a que un nivel de azúcar elevado impide que tu cuerpo se defienda correctamente. Recuerda que las infecciones se extienden rápidamente, causan fiebre, escalofríos y cansancio.

Es muy importante que examines tu piel todos los días y trates cualquier úlcera, enrojecimiento o herida de inmediato. Las infecciones ocasionadas por los hongos levaduriformes suelen surgir en las zonas cálidas y húmedas del cuerpo, como la entrepierna, el área debajo de los senos y entre los pliegues de la piel. Las infecciones de la cara, los pies y el canal auditivo pueden ser más peligrosas y deben ser revisadas por tu doctor en cuanto las notes.

Para tratar estos problemas cutáneos existen muchos medicamentos y deberías pedir ayuda a tu equipo de cuidado médico antes de aplicar cualquier crema. Un buen cuidado de la piel es esencial para una buena salud.

158

¿La diabetes puede ocasionar diarrea?

Sí. La diarrea frecuente afecta a entre 5 y 20% de las personas con diabetes diagnosticadas varios años atrás y puede ser ocasionada por una baja liberación de enzimas digestivas desde el páncreas, uso excesivo de antiácidos con magnesio o una acumulación excesiva de bacterias en la parte superior del intestino, en donde normalmente no están presentes. Sin embargo, en la mayoría de los casos, la causa exacta es desconocida, aunque sí se sabe que el daño a los nervios que controlan las funciones intestinales suele ser uno de los culpables.

Acude a tu equipo de cuidado médico para hacerte una evaluación. Si no tienes suficientes enzimas digestivas, tomar una pastilla a la hora de la comida puede curar el problema. Si la causa de tu diarrea sigue siendo desconocida, existen otros tratamientos para solidificar tus heces y disminuir la cantidad de veces que debes ir al baño al día. Algunos de estos tratamientos son el *Plantago psyllium* (Metamucil) o una mezcla de caolín y pectina (Kaopectate).

Algunas personas responden mejor a medicamentos prescritos, como las resinas de ácido biliar (colestiramina), antibióticos (tetraciclina o eritromicina) o medicinas especializadas en reducir los movimientos intestinales, como la loperamida (Lomotil). También ten en cuenta que algunas personas sufren de diarrea al tomar metformina, por lo que deberás preguntarle a tu doctor si puedes reducir tu dosis. Sin importar la causa de la diarrea, debes prestar especial atención y acudir a tu equipo de cuidado médico, es muy probable que tus síntomas sean curados.

159

¿Por qué a veces goteo orina?

Aproximadamente 25% de las personas que llevan varios años lidiando con la diabetes tienen problemas en la vejiga. La mayoría de éstos se deben a que los nervios que mandan señales a esta parte del cuerpo lo hacen incorrectamente. Algunas de estas complicaciones suelen ser menores, como la incapacidad de vaciar la vejiga al orinar o un flujo de orina lento. Un problema más serio es la incontinencia, es decir, no saber cuándo estará llena tu vejiga e impedir que se desborde. Los hombres que sufren de esto suelen tener una próstata alargada que presiona la vejiga, lo cual puede ser tratado con medicina o corregido con una operación. Todos los hombres con diabetes y mayores de 40 años deberían hacerse un examen de próstata al menos una vez al año.

Si sufres incontinencia puedes tratar el problema recordándote que debes orinar a la misma hora todos los días. También puedes fortalecer los músculos alrededor de la vejiga haciendo ejercicios Kegel (tensando y relajando los músculos pélvicos) o deteniendo el flujo de orina varias veces. Si los problemas persisten, busca la ayuda de un especialista en la vejiga, un urólogo.

160

¿La resistencia a la insulina es importante? ¿Qué puedo hacer al respecto?

Sí. Empeora la enfermedad. No sabemos por qué las personas diabéticas presentan resistencia a la insulina, pero los doctores tienen varias recomendaciones para reducirla y que tu insulina sea más eficiente y tener así un mejor control del nivel de azúcar en la sangre. La forma de hacerlo sin medicina es con una dieta baja en calorías, perdiendo peso y ejercitándote vigorosamente. En otras palabras, llevando un estilo de vida saludable.

Muchos medicamentos aprobados por instancias gubernamentales para tratar la diabetes tipo 2 también pueden ayudar a reducir la resistencia a la insulina. La metformina actúa en el hígado y en menor grado en los músculos para reducir este padecimiento. La pioglitazona (Actos) y rosiglitazona (Avandia) también pueden reducir la resistencia a la insulina en el hígado, músculos y tejido graso. Estos medicamentos son sumamente eficientes al tratar la diabetes tipo 2, por lo que, si padeces esta enfermedad, no dudes en platicar con tu médico para que te recomiende el mejor tratamiento.

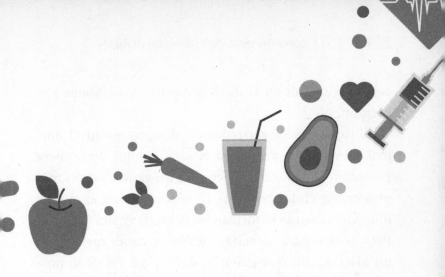

Diabetes y embarazo

161

¿Cuáles son los riesgos para mi bebé durante el embarazo?

El embarazo diabético tiene riesgos para ti y para el bebé. Los bebés de madres diabéticas tienen mayor riesgo de padecer alguna malformación congénita o morir en el parto. Además, pueden ser anormalmente grandes, lo que ocasiona un parto complicado. Puedes evitar muchos de estos problemas si mantienes un nivel de azúcar lo más cercano a lo normal antes y durante el embarazo. Por ejemplo, los bebés de madres diabéticas tienen 10% de posibilidades de nacer con un defecto congénito, los hijos de las madres sin diabetes, 2%. Los defectos más comunes se dan en la médula espinal, los riñones y el corazón.

El riesgo puede ser reducido si logras un nivel normal y estable de azúcar en la sangre antes de siquiera pensar en embarazarte. El control del azúcar es aún más importante en las primeras 12 semanas, pues es en este momento cuando se forman los órganos vitales del bebé. Para estar segura, deberías establecer como meta tener un nivel de AIC (ver glosario) dentro del 1% de lo normal desde antes de embarazarte. Si lo logras, le darás a tu hijo la mejor oportunidad de tener un inicio de vida saludable y además reducirás las probabilidades de tener un bebé demasiado grande, lo que también ayudará a mantenerte sana. Si estás pensando en tener un hijo, habla con tu doctor antes de intentar embarazarte para que puedan elaborar un plan en conjunto.

162

No tuve mi ciclo menstrual y podría estar embarazada. ¿Afectará mi medicina para la diabetes al bebé?

Si crees estar embarazada es muy importante que visites a tu médico cuanto antes para que pueda evaluar qué tan seguras son las medicinas que estás tomando. Si estás pensando en embarazarte, ve con tu doctor antes de intentarlo. Controlar tu nivel de azúcar con inyecciones de insulina durante el embarazo reduce las posibilidades de que tu hijo nazca demasiado grande, presente defectos congénitos o tenga un nivel elevado de azúcar. El tratamiento con insulina también es recomendado para las mujeres en lactancia, pues no se filtra en la leche materna.

Una vez que hayas pasado por el parto y dejes de amamantar, puedes detener el tratamiento de insulina y retomar tus medicamentos orales. Si antes de embarazarte usabas inyecciones de insulina, la cantidad necesaria para equilibrar tu nivel de azúcar cambiará durante y después del embarazo. Por ejemplo, es posible que necesites menos insulina mientras estés lactando que antes de embarazarte.

163

¿Empeorará mi enfermedad renal si me embarazo?

Hay 30% de probabilidades de que empeore durante el embarazo. Muchas mujeres tendrán los primeros síntomas de disfunción renal (dejar pasar proteína a la orina) durante el embarazo, pero éstos suelen mejorar tras el parto.

Los bebés de madres diabéticas con enfermedades renales tienen un mayor riesgo de morir en el parto, heredar una enfermedad respiratoria, sufrir ictericia y tener un cuerpo más pequeño de lo normal en comparación con los hijos de madres diabéticas que no tienen problemas renales. Además, 30% de estos bebés nacen de manera prematura. Para mantenerte saludable deberás tener un control estricto de tu nivel de azúcar en la sangre. Puedes tener un hijo saludable, pero es importante que conozcas los riesgos antes de embarazarte.

164

Tengo diabetes tipo 2 y sufría de sobrepeso cuando me embaracé. ¿Debería bajar de peso para tener un embarazo más saludable?

No. Es cierto que las mujeres con sobrepeso durante el embarazo pueden experimentar problemas como hipertensión (presión arterial elevada) y preclampsia (hipertensión e hinchazón ocasionadas por el embarazo). Sin embargo, este periodo no es el momento indicado para perder peso. Bajar la cantidad de calorías que comes puede ocasionar que tu cuerpo queme reservas de grasa, produciendo cetónicos (un derivado del metabolismo graso) que pueden ser dañinos para tu bebé. En vez de hacer dieta, trata de limitar a siete kilogramos tu aumento de peso durante el embarazo y prométete que perderás esos kilos cuando tengas a tu hijo.

165

¿Tener diabetes gestacional aumenta las probabilidades de padecerla después de manera permanente?

Sí. Tener un nivel de azúcar elevado durante el embarazo, conocido también como *diabetes gestacional,* es una señal de que tu páncreas no puede producir la insulina adicional suficiente que necesitas en el embarazo. Por eso es posible que, aunque no vuelvas a embarazarte, desarrolles diabetes tipo 2. Anualmente, cerca de 5% de las mujeres como tú serán diagnosticadas con diabetes si no hacen un esfuerzo consciente por cambiar su estilo de vida.

Las mujeres suben de peso durante el embarazo, pero no siempre lo bajan al dar a luz. Si una mujer se embaraza varias veces, incluso podría desarrollar sobrepeso. Por eso es importantísimo que si tu nivel de azúcar se eleva durante el embarazo, pierdas todo el peso que hayas aumentado. Comer alimentos saludables y hacer ejercicio es la mejor forma de prevenir la diabetes.

Si decides amamantar, no inicies un programa para perder peso sin aprobación médica. Para lactar es necesario que consumas la misma cantidad de calorías que ingeriste en el último trimestre de tu embarazo. Cuando dejes de amamantar puedes empezar a preocuparte por bajar de peso.

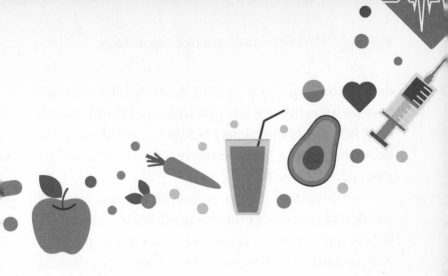

Consejos básicos de prevención

166

¿Se puede prevenir la diabetes?

Muchos investigadores creen que la respuesta es sí. Como la diabetes tipo 1 y 2 son diferentes, las maneras de evitarlas son distintas.

Se cree que la diabetes tipo 1 es causada por algo parecido a una reacción alérgica, posiblemente a la insulina, al páncreas o a alguna sustancia que secreta. Si esto resulta ser cierto, la diabetes podría prevenirse con pequeñas inyecciones de insulina; éstas funcionarían como las vacunas para las alergias, que pueden prevenir la fiebre de heno. Este método ha funcionado en animales engendrados con el único propósito de desarrollar diabetes, pero no fue exitoso en una prueba médica llevada a cabo en el Instituto Nacional para la Salud en Estados Unidos de América. Otros tratamientos como la insulina oral siguen siendo investigados.

La diabetes tipo 2 no es ocasionada por una reacción alérgica, la causa más probable quizá sea un defecto heredado que reduzca la capacidad de asimilar la insulina. Nuevos medicamentos recetados durante los primeros indicios de la enfermedad pueden prevenirla. Además, hacer cambios en tu estilo de vida, como ejercitarte y bajar de peso, pueden ayudar a su prevención; el Programa de Prevención para la Diabetes ha demostrado que esto puede evitar el desarrollo de la enfermedad hasta 60%; los medicamentos orales, como la metformina, lo hacen 30 por ciento.

167

Tengo diabetes tipo 2 y me preocupa que otros miembros de mi familia la desarrollen. ¿Hay alguna prueba que puedan realizarse o qué deben hacer para prevenirla?

A grandes rasgos la respuesta es «sí». Un estudio llevado a cabo en personas con sobrepeso y que sufrían una tolerancia anormal a la glucosa disminuida (IGT, por sus siglas en inglés), a veces llamados *prediabéticos*, pues tienen un elevado nivel de azúcar en la sangre, pero no lo suficiente para diagnosticarlos con diabetes, demostró que alrededor del 50% desarrollarán diabetes tipo 2 en algún momento de su vida.

Los participantes en este estudio fueron separados en tres grupos. El primero tenía un asesor enfocado en ayudarlos a tener un estilo de vida saludable y bajar de peso; el objetivo era mantenerse activos, para la mayoría esto significaba salir a caminar 30 minutos al día, cinco días a la semana, y perder 7% de su peso inicial. Los otros dos grupos tomaron pastillas, pero no hicieron cambio alguno en su estilo de vida. De esos dos grupos uno tomó metformina (Glucophage) y el otro ingirió un placebo.

El resultado del estudio fue impresionante. Las personas que hicieron cambios en su estilo de vida tenían 58%

menos de probabilidades de desarrollar diabetes que el grupo placebo. La metformina también ayudó a prevenir la diabetes, pero sólo fue la mitad de efectiva que los cambios en el estilo de vida. Por lo que sí, es posible prevenir la diabetes, pero no sabemos por cuánto tiempo.

168

¿Bajar de peso puede disminuir el riesgo de desarrollar diabetes?

Sí. El Programa de Prevención para la Diabetes (DPP, por sus siglas en inglés) ha demostrado que las personas con IGT que bajan de cinco a siete kilos pueden reducir en 50% el riesgo de desarrollar diabetes tipo 2. Una tolerancia anormal a la glucosa significa que tu cuerpo no está eliminando la glucosa del flujo sanguíneo como debería. Si tienes más de 60 años, la DPP descubrió que si pierdes de cinco a siete kilos puedes reducir el riesgo diabético hasta 71%. Pero hay más buenas noticias, estos resultados son los mismos para hombres y mujeres de todos los grupos étnicos.

Además, un tercio de las personas que bajan de peso y se ejercitan al menos 150 minutos a la semana (30 minutos, cinco días de la semana) mejoran su nivel de azúcar de IGT a algo más cercano a lo normal. ¡Perder peso no sólo te ayuda a prevenir la diabetes, sino también a tener un mejor control de tu nivel de azúcar en la sangre!

Un estudio del Instituto Finlandés de Prevención para la Diabetes tuvo resultados similares. Perder 11% de tu peso corporal (más de siete kilos) reduce las posibilidades de desarrollar diabetes tipo 2 en 80%. Estos resultados indican que mientras más peso pierdas, mayor es tu posibilidad de prevenir la diabetes tipo 2.

169

¿El ejercicio me ayuda a prevenir la diabetes?

Sí. Las investigaciones más recientes han demostrado que incrementar tu nivel de actividad física es parte importante para cambiar tu estilo de vida y prevenir la diabetes. En el DPP, durante un extenso análisis médico, se les pidió a los participantes que se ejercitaran al menos 150 minutos a la semana. La mayoría eligió la caminata como ejercicio y otros prefirieron nadar o salir a andar en bicicleta. El nivel promedio de actividad física fue de 208 minutos por semana en el primer año y de 189 por semana tras los tres años del estudio.

Un estudio en China mostró que incrementar el nivel de actividad física puede reducir el riesgo de desarrollar diabetes en 46%. A los participantes de este estudio, personas mayores de 50 años sin problemas cardiacos o artritis, se les pidió aumentar su actividad física dos unidades (ver tabla en la página 223). El nivel promedio de actividad fue de cuatro unidades al día. El resultado fue claro: hacer ejercicio, aun sin perder peso, es una muy buena estrategia para prevenir la diabetes.

Actividades requeridas para sumar una unidad de ejercicio

Intensidad	Tiempo (minutos)	Ejercicio
Ligera	30	Caminata lenta, ir de viaje, salir de compras, limpiar la casa.
Moderada	20	Caminar deprisa, bajar escaleras, andar en bicicleta, lavar la ropa a mano, bailar lentamente.
Extenuante	10	Correr a baja velocidad, subir escaleras, bailar música disco, jugar voleibol o tenis de mesa.
Muy extenuante	5	Brincar la cuerda, jugar basquetbol, nadar.

Fuente: The Da Qing IGT and Diabetes study. *Diabetes Care*. 1997, 20(4): 537-544.

170

¿Cuáles son las probabilidades de que sufra diabetes más adelante si tengo una tolerancia anormal a la glucosa?

La IGT es una condición prediabética muy grave, pero tratarla con una dieta saludable y ejercicio puede ayudarte a prevenir que se transforme en diabetes. Tener IGT es una condición que está justo en medio de tener un nivel de azúcar en la sangre normal y la diabetes. Si sufres IGT tu nivel de azúcar puede estar ligeramente elevado antes del desayuno, usualmente por encima de los 110 mg/dl. Este nivel no es suficiente para ser diagnosticado con diabetes, se requiere un nivel por encima de los 126 mg/dl. Aunque no tienen diabetes, 5% de las personas que sufren IGT por más de cinco años tienen 25% de probabilidades de volverse diabéticos.

Las personas que padecen IGT suelen tener sobrepeso, no se ejercitan y tienen parientes con diabetes tipo 2. La mayoría de los doctores creen que si las personas con IGT mejoran su salud bajando de peso y ejercitándose, las probabilidades de que desarrollen diabetes serán menores. Además, tener un plan alimenticio bajo en grasas y alto en fibra puede ser de gran ayuda. Es importante que si tienes IGT revises tu nivel de azúcar en la sangre al menos una vez al año y, si es elevado, debes hacer todo lo posible para que regrese a un nivel normal y mantenerlo ahí.

Glosario

Albuminuria. Condición en la que la orina contiene cantidades anormales de albúmina; una señal de nefropatía diabética, una enfermedad renal.

Autoanticuerpos. Un anticuerpo autoidentificable que ataca las células, permitiendo que el cuerpo se ataque a sí mismo.

Azúcar en la sangre. Glucosa en la sangre.

Carbohidrato. Uno de los tres principales macronutrientes encontrados en los alimentos, principalmente en almidones, verduras, frutas, productos lácteos y azúcares.

Cetona. Residuo producido por el cuerpo al convertir las grasas en energía, que se presenta cuando los niveles de insulina son insuficientes. Los niveles elevados de cetona pueden causar una cetoacidosis diabética y un coma. También son llamados *cuerpos cetónicos*.

Colesterol. Un tipo de grasa producida en el hígado y encontrada en la sangre, igual que en algunos alimentos. Es utilizada por el cuerpo para crear hormonas y construir paredes celulares.

Creatinina. Residuo de la proteína alimenticia y de los músculos del cuerpo que es desechada por los riñones en forma de orina. Se usa como una señal de disfunción renal, ya que conforme la nefropatía avanza, los niveles de creatinina en la sangre aumentan.

Derrame cerebral. Condición seria ocasionada por daños a los vasos sanguíneos del cerebro, lo cual ocasiona que se detenga el flujo de sangre y oxígeno al cerebro; puede causar que las células cerebrales mueran. También puede ocasionar que se pierda la habilidad del habla o la movilidad de algunas partes del cuerpo.

Dietista. Profesional del cuidado médico que aconseja a las personas sobre planes alimentarios, control de peso y cuidado diabético. Un nutriólogo registrado tiene más experiencia.

Dietista certificado. Dietista que ha tenido mayor educación y preparación para poder obtener una certificación oficial de la Comisión de Acreditaciones para Dietistas Educadores, una agencia de la Asociación Dietética Americana.

Abreviación: RD, por sus siglas en inglés.

Educador de diabetes certificado. Médico profesional con experiencia en educación diabética, que ha obtenido todos los requerimientos y pasado una prueba de certificación.

Abreviación: CDE, por sus siglas en inglés.

Enfermera certificada. Enfermera que ha recibido de uno a dos años de preparación, un certificado oficial y la licencia que le permita trabajar bajo la supervisión de un médico o enfermera registrada. También puede ser llamada *enfermera vocacional certificada* (LVN, por sus siglas en inglés).

Abreviación: LPN, por sus siglas en inglés.

Enfermera profesional. Enfermera registrada con amplia experiencia y preparación en enfermería. Puede desempeñar sin supervisión muchas de las tareas de un médico, así como labores adicionales en el diagnóstico y tratamiento de pacientes.

Falla renal. Condición crónica en la que los riñones no pueden funcionar correctamente. Esto ocasiona que el cuerpo retenga fluidos y se acumulen desechos peligrosos en el cuerpo. Esta condición pone en peligro la vida de quien la padece, pero puede ser tratada con diálisis o con un trasplante de riñón.

Glucagón. Hormona producida por las células alfa en el páncreas y que eleva el nivel de glucosa en la sangre. Una dosis inyectada de glucagón, disponible sólo con prescripción, puede ser usada para tratar un caso severo de hipoglicemia.

Glucosa en la sangre. La principal fuente de azúcar en la sangre, y de energía para el cuerpo. También es conocida como *azúcar en la sangre*.

Grasas. 1. Uno de los macronutrientes principales de los alimentos, se encuentra en la mantequilla, la margarina, los aderezos para ensaladas, los aceites, las nueces, las carnes, las aves, los pescados y algunos productos lácteos.

2. Cualquiera de los diferentes tipos de grasas encontrados en los alimentos, incluyendo las grasas saturadas, monoinsaturadas, poliinsaturadas, los ácidos grasos omega-e, y ácidos grasos trans.

Grasas en la sangre. Lípido acarreado a través de la sangre mediante una lipoproteína, suele usarse en referencia al colesterol y a los triglicéridos.

Hemoglobina. La parte de los glóbulos rojos que acarrea oxígeno a las células. Cuando se une a la glucosa en el flujo sanguíneo se convierte en hemoglobina glicosilada o HbA1C.

Hiperglicemia. Condición médica caracterizada por niveles excesivamente elevados de glucosa en la sangre. Entre los síntomas puede presentarse sed excesiva (polidipsia), orinar excesivamente (poliuria) y hambre excesiva (polifagia).

Hipoglucemia o hipoglicemia. Condición médica caracterizada por niveles anormalmente bajos de glucosa en la sangre, casi siempre debajo de 70 mg/dl. Entre los síntomas están: hambre, nerviosismo, temblores, sudoración, mareos, sueño y confusión. Si no se trata a tiempo, puede ocasionar un desmayo.

Inhibidores ACE. Medicamento oral que disminuye la presión arterial. Para los pacientes con diabetes, especialmente para quienes tienen proteína en la orina (albúmina); también ayuda a reducir el daño renal.

Insulina. Hormona polipéptida que ayuda al cuerpo a utilizar eficientemente la glucosa como energía, elaborada por las células beta en el páncreas. Todos los animales (incluyendo los humanos) la necesitan para sobrevivir.

Lactosa. Un tipo de azúcar encontrada en la leche y en otros productos lácteos.

Lípido. Término utilizado para describir la grasa en el cuerpo; suele ser descompuesta y empleada como energía.

Lipoproteína. Proteína que viaja por el flujo sanguíneo con el propósito de distribuir lípidos a las células.

Macronutriente. Nutrientes que el cuerpo necesita en grandes cantidades, incluye a los carbohidratos, las proteínas y las grasas.

Mg/dl. Medida de concentración en miligramos por decilitro.

Microalbuminuria. Condición caracterizada por pequeñas cantidades de albúmina en la orina, señal temprana de nefropatía. Suele ser controlada mejorando el nivel de glucosa en la sangre, reduciendo la presión arterial y mejorando la dieta.

Nefropatía. Enfermedad de los riñones. Tanto la hiperglicemia como la hipoglicemia pueden dañar los glomérulos del riñón. Cuando los riñones se dañan ya no pueden remover los desechos y fluidos extra del flujo sanguíneo y las proteínas se filtran en la orina.

Nivel de glucosa en la sangre. Cantidad de glucosa en una porción específica de sangre. Suele medirse en miligramos de glucosa por decilitro de sangre (mg/dl).

Nutriólogo. Persona con educación nutricional, puede tener o no una preparación especializada (a diferencia de un dietista).

Oftalmólogo. Médico que diagnostica y trata las enfermedades y desórdenes de los ojos. También puede prescribir anteojos y lentes de contacto.

Paro cardiaco. Interrupción del flujo sanguíneo en el corazón debido a arterias angostas o tapadas. Esto puede ocasionar daño muscular y a veces la muerte. También es conocido como *infarto de miocardio*.

Presión arterial. La fuerza que ejerce la sangre dentro de las paredes arteriales.

Proteína. 1. Uno de los principales macronutrientes de los alimentos. Puede encontrarse en carnes, aves, pescados, quesos, leche, productos lácteos, huevos y frijoles secos.

2. Las proteínas también son usadas por el cuerpo para dar estructura a las células y hormonas, como la insulina, además de otras funciones.

Proteinuria. Presencia de proteína en la orina, señal de que los riñones no están funcionando correctamente.

Prueba A1C. Prueba que muestra los niveles de glucosa promedio de una persona en los últimos tres meses. Suele presentarse como porcentaje.

Retinopatía. Pequeños daños a los minúsculos vasos sanguíneos del ojo, lo que puede ocasionar problemas visuales. Puede presentarse como retinopatía de fondo o retinopatía proliferativa.

Triglicérido. La forma en la que el cuerpo almacena las grasas.

Vitamina. Sustancia que los organismos vivientes necesitan en pequeñas cantidades para mantener una buena salud. Normalmente, un organismo no puede elaborar vitaminas por sí mismo, por lo que debe obtenerlas ya sea de los alimentos o de suplementos dietéticos (pastillas).